戰爭下的
平民生存手冊

懂這些，才能撐過黃金48小時！

邱世卿 空軍司令部少校資訊參謀官退伍
暨南大學兵棋推演課程業師 ————— 著

野人

作者的話

「戰爭有自己的『語法』，但沒有自己的『邏輯』。」這是卡爾‧馮‧克勞塞維茨（Carl von Clausewitz）在《戰爭論》（*Vom Kriege*）中寫的一段話[*]。

我不喜歡戰爭，更反對任何蓄意挑起戰爭的行為與宣傳。英國有一句諺語是：「戰爭一開始，地獄便打開。」老子也在《道德經》中闡明：「師之所處，荊棘生焉。大軍之後，必有凶年。」

這個世界不存在好的戰爭，也沒有不好的和平。

面對劇變的國際形勢，大國競爭博弈、衝突不斷，身處海島的我們也不免深陷其中。儘管不願意戰爭發生，但哪怕僅有萬分之一的機率，我們也應該要為此作好準備。生存不只是為了自己，也是為你摯愛的人。

在研究全球多個區域、不同時期的衝突與戰爭紀錄後，我總結了一些對於平民如何在戰爭環境下生存的實用知識，結合台海萬一未來發生戰爭時可能的場景與台灣地理環境的特性，整理出這本《戰爭下的平民生存手冊》。

我是帶著非常矛盾的心情完成此書的：既不希望讀者未來會用到這本書裡的知識，又希望萬一發生戰爭時，能多讓一些人生存下來。

戰場狀況瞬息萬變，每一場戰爭都是獨一無二的有機體，會隨著雙方甚至多方參與者的推動而不斷演化。本書除了講

---

[*]　"(der Krieg ......) Er hat freilich seine eigene Grammatik, aber nicht seine eigene Logik. ", Clausewitz, Carl von: Vom Kriege. Bd. 3. Berlin, 1834. 繁體中文版由左岸文化出版，下冊第八篇第六章，頁294

述戰爭下的生存知識，也期望讀者能在閱讀過程中更理解戰爭。從根源上避免召喚戰爭，才是平民最佳的生存之道。

現代科技進步與迭代的速度非常快，不同武器有不同的特性，但都是朝著越來越高的殺傷力與有效率製造死亡的方向發展。然而不管武器的變化，如何在敵人來襲的第一時間讓自己和家人（稍微）冷靜下來，知道接下來該怎麼做，才是戰時平民存活的關鍵；而事前有準備的人，絕對比事前漠視的人能更有效地遠離險境。

書中除了針對台灣特有的環境和處境，提供平民各項避禍就福的細則和要領之外，我們在書籍最末以檢查卡的形式，整理出避難物品檢查清單，以及戰前應該完成的準備工作。檢查卡是比照空軍飛行員檢查表（Check List）的方式條列，你可以按照表列項目逐一檢查、打勾，就能快速地完成準備工作，避免遺漏重要項目。

最後要提醒，戰爭初期的前48小時，一般平民多半會因為沒有準備而受到戰火波及，是傷亡最高的時期之一；從另一個角度來看，如果你能在前48小時活下來，那麼你活過一場戰爭的機率也會大大提升。

有所準備的人，存活機率絕對會更大；這本書的目的，就是幫助你提早做好準備！從防空警報響起的那一刻開始算起，期盼此書能最大程度地幫你爭取到飛彈落地前的3～4分鐘、平安度過第一個黑夜，迎接第一個黎明；盼能幫助你平安度過最初的黃金48小時，乃至於撐過敵我雙方爭奪空優與制海權的階段、熬過短兵相接的登陸及城鎮交戰期間，一直到終戰來臨，重拾和平，與家人攜手重建家園為止。

目 錄

第四章 第一波攻擊階段 111

飛彈爆炸和衝擊波產生的可怕景象
如何確認住處是否位於危險位置？

4.1 度過第一個小時 116

階段1 警報響起➡3分鐘➡飛彈落地

階段2 就地避難
• 警報響起時，你在家裡或室內
• 降低衝擊波影響的防禦姿勢
• 房屋中最佳避難位置
• 警報響起時，你在市區或戶外
• 警報響起時，你正行駛在道路上

階段3 防空警報解除➡確認身體是否受傷

階段4 建立通訊管道➡報平安

4.2 第一個戰火下的黎明➡準備撤離 131

STEP1 檢查通訊

STEP2 清點物資、補貨

STEP3 著裝、行前檢查
• 出門前檢查要點

STEP4 交通安排
• 開車撤離的行前檢查

萬一無法前往避難所➡就地避難

• 自宅避難的戰時準備

前言

在教導大家如何從戰爭中存活下來前，我想帶領大家閱讀一位暱稱Dapper man的烏克蘭人寫的〈這場戰爭教會我的事〉[*]一文，這篇文章提供了身在戰場的第一人稱視角。

Dapper man紀錄下自己的真實生活，他希望這些寶貴經驗能夠挽救更多烏克蘭人民；同樣的，我也是。這是他筆下2022年聖誕節，俄羅斯—烏克蘭戰爭的衝突場景：

「一個月前，我就有預感要開戰，開戰後的每一聲巨響都讓我產生『戰爭終於開始了』的感覺，我和家人先是被像車禍的聲音吵醒，隨後是爆炸的衝擊波。我立刻拉上窗簾，然後又是一陣衝擊波。」

接著，Dapper man提到了他們如何準備應急物資。

「每個家庭成員都已備有一個緊急避難背包，在理想情況下，裡面應該要有急救包、對講機、手電筒、一些錢、衣服和食物。」

「盡可能讓自己看起來像窮人。不要穿軍服或華麗的衣服。這些東西會讓你很快地被搶或被殺……戰爭期間斷電的情況非常常見，為了讓冰箱持續運作，我需要一個強大的可移動供電源。如果你希望住處至少能半自主供電，太陽能是最好的選擇。」

「不要忘記儲備衛生用品，例如：垃圾袋、乾洗手液、肥皂、

---

[*] What this war of mine taught me about the reality, Dapper man, https://telegra.ph/What-this-war-of-mine-taught-me-about-the-reality-12-30, 2022/12/31

洗髮精……這裡有許多人因為缺乏衛生用品而死亡……擁有大量的飲用水供應是生存的關鍵。我建議每個家庭成員至少要準備40公升的水。」

Dapper man也談到戰爭期間的食物供給情況。

「開戰後食物價格立即暴漲，普通麵包在一些地方的價格漲了10倍……就我個人而言，我在戰前至少儲存了20公斤蛋白粉，因為這是最便宜的蛋白質來源。我也預先購買了很多可使用太陽能的設備，由於需求增加和極端通貨膨脹，這些設備價格飛漲，後來根本買不起或買不到。」

最後，Dapper man談到冬季戰爭期間的保暖方式。

「穿著保暖內衣並且洋蔥式的分層穿衣服。你的最外層衣服應該不透水氣……高脂肪和富含Omega-3的飲食可以增加耐寒能力。別忘了吃薑糖和喝咖啡……不要喝酒，酒只會進一步消耗你身體的寶貴熱量。」

「嘗試與家人睡在同一個房間裡。」

「始終戴著帽子保暖……」

當閱讀到這些文字時，我不禁想，如果我們失去和平，像烏克蘭一樣必須面對戰爭時，大家真的做好準備了嗎？

我不樂見烏俄戰爭，更不願意海峽兩岸發生戰爭，然而目前台海情勢又讓這場戰爭有可能提前發生。萬一爆發戰爭，我希望這本書能提高各位讀者以及家人的生存機率，而覺察現代戰爭的開戰預兆正是最重要的第一步，我將在第一章帶大家了解，當國家出現什麼跡象時，代表戰爭即將來臨。

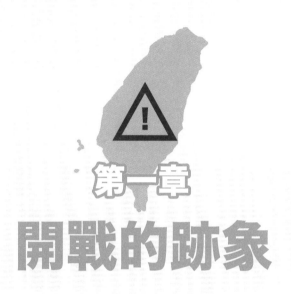

第一章
開戰的跡象

戰爭不會沒有來由的發生，也不會沒有來由的結束。對於不是廟堂之上政治人物或軍事指揮官的平民而言，戰爭可能是一生中最大的夢魘。

《戰爭論》作者克勞塞維茨曾說過：「*戰爭僅是政治伴以另一種手段的延伸。*」（Der Krieg ist eine bloße Fortsetzung der Politik mit anderen Mitteln）。也就是說，戰爭最重要的是達到政治上的目的。台灣目前已無可避免地被捲入美中關係的角力戰，我們可以很明顯地觀察到，美國已經停止將中國視為合作夥伴，而走上與之競爭及對抗的路線。

除了對中國的態度越來越明確外，美國也更積極敦促台灣改善自身防禦、建構製造業供應鏈的穩定發展，並重新思考印太戰略與部署，讓日本扮演更重要的角色，分擔美國在此區域上的壓力。

這些情況在在顯示，戰爭的種子已在不知不覺中埋下。美國已將中國視為國際秩序的挑戰者，台海一戰不無可能。

如果想要在戰爭中生存下來，除了理解戰爭對平民可能造成的風險外，我們更要理解戰爭就像是一個有機體，有不同的階段和成長週期，只有當你理解了戰爭的有機發育過程，才能提前觀察到戰爭可能爆發的跡象，事先做好準備。

想要在戰爭中生存下來，我們就必須從戰爭的萌芽階段開始談起。

*(右頁)　©Sputnik〈扎哈羅娃：為製造攻擊的藉口 美國政客過去撒謊現在撒謊未來還會撒謊〉，俄羅斯衛星通訊社，2022/2/14。https://sputni-knews.cn/20220214/--1038939240.html

1.1 五大開戰信號

我們應該如何判斷並警覺兩岸之間的緊張關係升溫？

就像是兩個板塊之間的推移與擠壓，一部戰爭機器的運轉需要國家投入的資源包括：經濟、人力、武器裝備、外交，以及能源。以下將從五大面向，列出未來海峽兩岸形勢不斷升溫的異常信號或特徵，這些信號可以幫助我們判斷目前是否有危機；如果有，那麼危機有多麼嚴重，或是有多麼危險。

信號 1 政治面：官方聲明

不論是基於何種目的的戰爭，在和平尚未完全絕望時，我們可以從雙方的官方聲明感受到局勢會朝哪一個方向發展。這些公開聲明可以提供戰爭的爆發訊號。

語言是我們用來傳達訊息的工具，也是當前局勢的溫度計。烏俄戰爭爆發前，各國元首及外交官對於雙方爭端所提出的聲明中，出現次數最多的詞是制裁（Sanctions），然後是三個W開頭的英文字──擔憂（Worry）、警告（Warn）跟戰爭（War）。

2022年2月14日，俄羅斯外交部發言人瑪麗亞‧扎哈羅娃（Maria Zakharova）「評論美國最近發表的有關俄羅斯準備『入侵』烏克蘭的言論時表示，美國政客過去撒謊，現在撒謊，未來還會撒謊，以製造攻擊世界各地平民的藉口。」[*]

這一天正是烏俄戰爭爆發的十天前。

儘管中文的運用習慣與西方不同，用字遣詞也會有差異，但若未來台海形勢生變，我們仍然能透過官方聲明中措詞的變化，比如若外交機構或領導人大量地使用「保衛」、「作戰」等用詞，官方聲明開始以「後果」、「挑釁」、「升級」、「警告」、「自救」以及「戰爭」、「演習」等用語，這些都顯示兩岸的局勢正在升溫。

　　相反的，如果官方的聲明出現「和平」、「繁榮」、「創造」、「攜手」等字眼，就表示目前兩岸的關係朝著緩和的方向發展。

　　2022年8月2日，美國眾議院議長裴洛西抵達台灣，中國外交部也在同一天發布官方聲明，指裴洛西「以任何理由赴台活動，都是升級美台官方交往的重大政治挑釁……中方將採一切必要措施……後果須由美方與『台獨勢力』負責。」

　　隨後宣布共軍圍繞台海展開軍事演習。

　　而蔡英文總統在共軍演習後，於2022年8月4日發表公開聲明：「我們不會升高衝突，不會挑起爭端，但我們會堅定地捍衛主權和國家安全，堅守民主自由的防線。現在國軍已經加強戰備，嚴密且即時地掌控周邊所有的軍事動態；我們也和各方的盟友密切聯繫、共同協力，防杜區域的安全情勢的升高。」*這段聲明讓人立即感受到執政當局想要控制衝突並且降溫雙方對立情勢的用意。

　　從這些案例可以觀察到，以上文字的運用以及字義本身的

---

* 　〈台灣不升高衝突、不挑起爭端〉，蔡總統對全國人民錄影談話，總統府，2022/8/4晚間9時50分。

強烈與情緒，已經超出了承平時期的外交慣例。我們目前無法量化這些文字的對於戰爭信號的權重，但是觀察這些官方聲明的內容，確實可以幫助我們理解當下以及未來情勢的變化。

最後，官方聲明是一種雙方互動，有來有往的情感交流，因此我們在判讀官方聲明信號時，必須結合兩方甚至是第三方的資料，只要詳細解讀，即使不是國際關係或戰略專家，也能夠在這些往來的聲明中，感覺到局勢是朝向升溫還是降溫的方向變化，如此我們便能對周遭的形勢得到某種程度的結論。

信號 2 經濟面：金流異常

我們也可以透過紀錄或觀察國際資金的流動，來獲得開戰信號。目前海峽兩岸之間的貿易與金流仍正常運作，中國持有的海外資產並沒有快速減少。但根據美國財政部公布的國際資本統計數據來看，近五年來中國持續減持美國國債，從2017年底近1兆2,000億美元持續下降，至2022年底約8,670億美元，創下12年來新低（如下頁）。

中國政府之所以減少持有美國國債，一方面可能是想藉此支撐人民幣匯率，一方面也加速與美元脫鉤的腳步。

截至目前為止，中國的美債持有規模仍維持緩慢下降的趨勢，台灣與中國之間的貿易與經濟也尚未出現急速縮減的情況。

2002 ～ 2023 年中國持有美國國債金額走勢圖

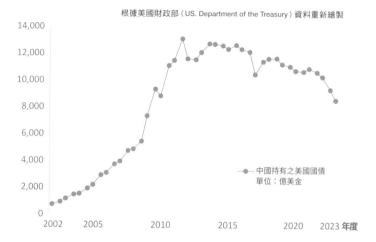

根據美國財政部（US. Department of the Treasury）資料重新繪製

（圖中圖例）
● 中國持有之美國國債
單位：億美金

▲中國的美債持有規模近年來呈現緩慢下降的趨勢。

春江水暖鴨先知，一旦兩岸局勢升溫，金融與經濟必定是最先受到衝擊的目標，因此觀察經濟統計數據，也能獲知部分的危險信號。

信號**3** 交通面：大規模取消運輸

除了官方的聲明之外，交通運輸大規模改點或是更改列車班次，航運或航班突發性的大量取消，也是危險的信號。

由於現代軍隊管理講求效率，承平時期往往會在重要的戰

略地區儲備戰爭物資,如果僅僅只是為了實施大型的軍事演習,地區性的戰略物資倉庫便足以供應所需,通常不需要向外調集或運輸大量物資。

如果我們觀察到大量物資調動或運輸頻繁的情況,這就意味著當前調動兵力的規模以及後勤物資的需求,遠遠超過了承平時期大規模演習的需要。

除了陸地運輸外,往來四通八達的空中運輸往往跨越國境與空域,這些空域的啟用與關閉也是一項重要的觀察指標。

基於人道立場,為避免戰火誤擊第三國的民航機,在大規模軍事行動之前,通常都會伴隨相應範圍的**空中禁航宣告**。例如2020年2月20日,土耳其發動對庫德族空襲前,就關閉了與敘利亞接壤的領空。2019年2月底印巴空戰後,巴基斯坦與印度也關閉了喀什米爾地區的空域。一般民眾可以從民航局或航空公司發布的公告,獲知禁航消息。

類似的情況也會發生在海上的航行公告。

信號 4 軍事面:發動演習

由於戰爭本身規模龐大,後果會牽涉到國家的存亡,因此國家的戰爭準備可以分為長期方向與近期行動這兩個面向。

從長期方向來看,我們能從中國大陸與台灣的施政措施,預測雙方在戰爭準備上的決心與程度。共軍目前沒有公開發布擴軍或增加員額編制的消息。而在台灣,我們可以看到後備軍人召集的訓練時間變長、義務役的服役時間由四個月延長到一年、國防預算以及各種防衛武器裝備的採購都在急速

從交通運輸觀察開戰信號

❶ 頻繁更改班次、改點

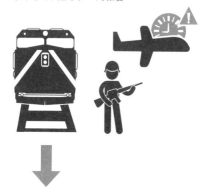

❷ 大規模取消班次　　**❸ 發布禁航宣告**

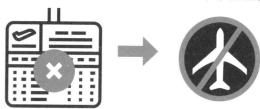

▲交通出現大規模改點、取消,甚至發布禁航宣告時,
　可能是開戰的徵兆。

增加。

一旦雙方建立好軍事能力之後，為了不讓對方知道己方的部署或是隱藏真實目的，通常都會以「軍事演習」為名義，讓軍隊的調動或保密的措施顯得理所當然。歷史上許多戰爭，都是以一場或是多場「軍事演習」開始的，包括2022年2月開始的烏俄戰爭。

《華爾街日報》在2022年2月10日刊登了一篇關於俄羅斯與白俄羅斯舉行「聯盟決心」（United Resolve）大規模軍演的報導，就由此推測到戰爭爆發的可能性[*]，因此我們可以將此類情況視為強烈的戰爭準備信號。

一旦任何一方宣布「軍事演習」開始，就意味著進入談判或外交努力的最後階段。演習的規模以及動態顯示了戰爭初始的軍事力量，也有展示軍事肌肉與國家實力的用意，而這時的外交語言或談判的條件，往往也意味著解決雙方矛盾或衝突的最後通牒。

軍事演習是政治上表達立場、底線或是最後警告的一種方式，例如1996年李登輝總統提出兩國論、2022年8月初美國眾議院議長裴洛西訪台後，中國大陸就分別以試射導彈及圍台軍演做出強烈表述（如下頁圖）。

此外，我們也必須仔細觀察大規模軍演所帶來的政治效果，以及官方在這些過程中所表現的實際行為，而不僅僅只是表面上的宣傳或外交辭令。舉例來說，假設某方在對外的

---

[*] Evan Gershkovich, "Russia's Massive Military Drills on Ukraine Border Stir Invasion Fears", *The Wall Strreet Journal*, Feb. 10, 2022

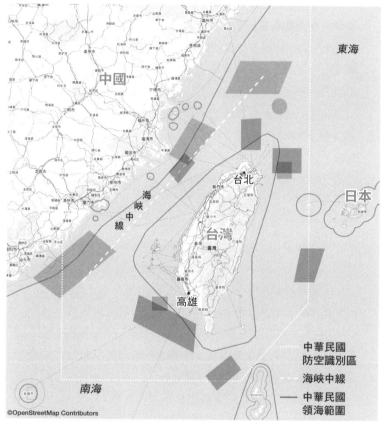

■ 2022年8月共軍軍演區域　　　■ 1995-96年共軍軍演區域

東海

中國

海峽中線

台北

新竹市

台灣
臺灣

日本

高雄

南海

©OpenStreetMap Contributors

中華民國
防空識別區

海峽中線

中華民國
領海範圍

▲ 1996年台海危機與2022年8月共軍演習區域比較，後者很明顯顯
示，共軍軍演範圍已包圍台灣，甚至侵入領海。
根據新華社、國防部、Australian National University資料重新繪製

聲明中表示決戰、不懼戰的意志，但實際上開始嚴令約束部隊的行為，或是將部隊從容易引發衝突的接觸線往後撤退時，這表示在控制衝突，以降低意外爆發戰爭的風險。再以2023年4月8日共軍舉行的「聯合利劍」軍演為例，央視新聞報導中提到此次為「模擬接戰」的聲明，意味著這次共軍的軍演，其中部分實彈演習會以模擬的程序進行，而不是像2022年8月因應裴洛西訪台時的大規模實彈射擊，有可能是一種相對降溫的信號。

從表面上來看，雙方的立場可能分毫不退縮，但是彼此都會密切注意對方的動向，而這些動向中也包含了「是和是戰」的各種信號。如果在最後的階段中，雙方可以把握最後的機會達成和平的共識，那麼戰爭就可能不會發生。一旦錯過這個機會的窗口，我們就必須面對戰爭可能爆發的殘酷現實。

信號 5 外交面：駐外機構撤僑

任何國家想要在內部和外部都完全保密的情況下進行一場大規模的戰爭，幾乎是不可能的事情，因為各國都會對戰爭風險進行評估，並透過國際間的情報交流或外交、新聞管道，流露出關於戰爭的評估訊息。

❶ 撤僑準備

一般外國駐在機構都會有本國的情報體系提供預警，一旦這些使領館展開撤僑的準備或是發布旅遊警示，我們就必須提高警覺，因為事態很可能迅速升溫，或是朝向不可逆的方

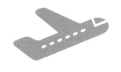

撤僑準備

▲ 國外媒體發布各國政府準備撤僑的新聞時，也是開戰的徵兆。

向轉變。

　　由於各國在台僑胞數以萬計，倘若撤僑，很難不會有消息傳出，所以關注各國的撤僑新聞也能幫助你理解當前危機的緊張程度，以及是否該提前準備因應戰爭的發生。

　　以烏俄戰爭為例，2022 年 2 月 24 日開戰之前，各國已提前陸續撤離公民與駐外使館人員：

　　美國在 1 月 23 日便發出預警式的「撤僑指示」以及「不宜前往」（do not travel）的 4 級最高旅遊警示；1 月 24 日英國也開始撤離一部分的駐外人員及家屬；2 月 11 日開始，日本、澳洲、德國、義大利、荷蘭、以色列……等各國陸續紛紛宣布撤僑，並使用「強烈呼籲」、「48 小時內」、「盡速」、「緊急」等用詞指示公民撤離，甚至撤離或遷移大使館、暫停領事業務。

　　再對照 2022 年 8 月裴洛西訪台引發台海危機時，也有媒體

披露日本及菲律賓都已緊急擬定撤僑計畫，事後日本甚至開始在境內各地實施撤僑演練，雖然都還僅是準備計畫階段，但也表示當時緊張的情勢已引起國際社會的警覺。

❷溝通管道中斷

除了撤僑，雙方政府溝通管道（不論是公開或祕密）中斷，也是開戰的信號之一。因為戰爭通常都是在外交或協商管道中斷，雙方關係全面決裂後開始。

這裡的中斷並不限於外交意義上的斷交，而是雙方互相拒絕就爭論的議題協商或對話，例如中台雙方的海基會與海協會，假如關閉對話的管道，就意味著戰爭前最後的和平窗口已然關閉，我們必須加快腳步，準備戰爭下求生存的工作。

一旦戰爭走到爆發前夕時，雙方都會開始進入損害控制階段。在這個階段的主要工作與目標，就是確保開戰之前能盡量撤出己方還留在對方控制地區的人員，並盡可能保護己方資產，其他相關聯絡窗口以及負責溝通管道的人員都會開始

找不到承辦人員

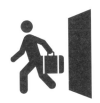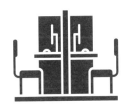

▲當兩國之間負責辦理日常業務或資訊交流的機關，找不到接洽人員時，也是開戰的信號。

撤出，通常只留下維持必要運作的人員，而原本日常業務的辦理以及資訊的交流，都會無預警中斷或是找不到負責接洽的人員。一旦發生這種情況，也就意味著戰爭可能在極短的時間內爆發。

如果你觀察到以上開戰徵兆，這可能是你選擇出國避難或是移動到郊區長期避難所的最佳時機，比起在飛彈空襲警報響起之後才撤離，此時提前撤離能擁有相對較高的安全性與時間餘裕。這段期間的物資供應也許緊張，但可能都還來得及補充，社會及交通秩序也還在控制範圍內。

1.2 如何判斷信號的真偽？

不論是國際形勢或是國內外的政治變化，始終都充滿迷霧與謠言，一般人很難爬梳脈絡，更容易霧裡看花，陷入認知作戰的陷阱。

想要在戰爭之前或是戰爭期間獲得可信的資訊並不容易，一方面是交戰雙方都會傾盡全力發布虛假的訊息以迷惑對方，另一方面則是戰爭的危險性讓記者或是一般人難以接近戰爭的真相。

一旦你身邊或周遭的所有人都開始跟你談論戰爭，分享戰爭的理解與消息時，這時候你更應該提高警覺，獨立思考這些消息來源，並且仔細判斷其中的邏輯與真偽。

一般人雖然不了解戰爭，也不一定能判斷國際局勢的變化，但是我們在過濾、收集資訊時，可以注意：

❶ 如果一個機構或是個人有散布虛假訊息的紀錄，那麼很可能後續公布的也會是加工過或是帶有特定目的的虛假訊息。

❷ 持續篩選比較中立可靠的個人或是機構，從而縮減參考來源的範圍。

❸ 相較於政府機構為國家利益服務、媒體為資本服務的本質，某些「軍事專家」、「國際政治關係學者」的建議往往更中立而客觀，因為他們對個人數十年信譽的建立是非常珍惜而且珍重的。

在電腦科學領域有一句俗話：「垃圾進，垃圾出。」（Garbage in, garbage out，簡稱GIGO），意思是錯誤的資料輸入，只會產出同樣錯誤的資料，這對於我們想要觀察周遭形勢的變化或是提前預判戰爭的風險，也同樣適用。

1.3 黃金48小時求生準備

所謂黃金48小時，是指必須爭取防空警報響起後的48小時黃金求生時間。

建議盡可能在這段期間內從城市撤離到郊區，越晚撤離，就會面臨越多的生命威脅和戰爭風險。

當空襲警報聲響起，彈道飛彈落下，產生威力強大的爆炸衝擊波後，人們將真正感受到戰爭已然降臨。社會可能立刻陷入極大的動盪與不安，城市湧現大量的逃難車潮，搶購物

資與提領現金的人潮，將更進一步把恐懼散布出去。

這段時間，是平民死傷數較高的時期。許多平民可能因為避難知識不足，導致被恐懼吞噬掉所有的思考能力，以及拯救自己的意願。

但實際上，從黃金48小時生存下來，你需要的是充分的戰前準備，以及一點點好運。只要事先準備好避難包、規畫撤離地圖，並根據接下來會提到的避難原則，來選擇正確的避難地點，就能大大提升你與家人的存活機率，這也是本書最主要的目的。

如果你還事先備有長期物資，則更可能在戰爭時期安全撐過前1～3週。充足的物資，將會是你以及家人能否生存下來的最大助力。

接下來，我們將統整出專門為戰爭打造的避難包、長期物資清單，並制定撤離計畫，這些準備事項都必須提前規畫，否則一旦戰爭逼近，你可能會因為物價飛漲、物流壅塞而無法蒐集齊全所有需要的物資。

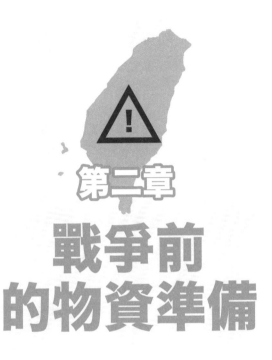

第二章

戰爭前
的物資準備

戰爭沒有贏家，能夠避免戰爭當然是上上之策，然而以台灣地狹人稠的島嶼地形，一般人無論如何為「減災」準備，巨大的破壞以及生命損失恐怕難以避免。

如果戰爭來臨之前，你有機會選擇出國，或是人已經在國外，那麼這場戰爭對你的影響除了情緒衝擊外，你與家人並不會受到生命安全威脅，所以下列內容是針對無法到國外避禍的大多數人準備的。

跟天災相比，戰爭的影響範圍更廣泛、更隨機，持續時間可以從數日到數年之久，時間長短不容易預測；除了影響平民基本生活外，社會的每一層面都會受到波及。因此，戰爭爆發前除了要調適個人心理外，更必須事先準備隨身避難包、選擇長期避難所、在避難所儲備長期生活物資，規畫與探勘撤離路線，以及學習戰爭急救醫療常識。這些事前準備都非常重要。

多一分準備，就多一分希望。本章或許會有部分內容較為繁瑣，且閱讀過程中可能會因為不知如何準備齊全而感到煩躁慌張，此時建議你不妨先跳到第四章〈第一波攻擊階段〉，稍加了解戰爭初期可能遇到的情況之後，再回到本章及第三章〈制定撤離計畫〉，你會更清楚怎樣取捨、安排緊急隨身避難包，才更適合你和家人。

充分的事前準備，面對突發狀況，才不會慌亂不安，也才更有機會撐過黃金48小時而生存下來。

2.1 短期&長期物資準備

　　我們將隨身避難包與長期避難物資分別開列，是因為避難包與物資的特性不同，避難包是便於攜帶、用於暫時度過短期的必需品，物資則是儲藏於避難所，必須考慮長期消耗而且是生活上大量不可缺少的需求。本章內容著重在「緊急避難隨身包」與「物資」的準備，至於緊急及長期避難所的選擇與準備，將留在第三章〈制定撤離計畫〉中說明。

　　「緊急隨身避難包」的目的，是為了讓你從平時習慣的居所移到緊急避難場所、從承平生活過渡到戰爭狀態的時候，

避難必需品

【第1類】
緊急隨身避難包
便於攜帶、用於暫時度過
短期時間的緊急必需品。

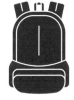

【第2類】
長期物資
儲備在避難所、用於度過
長期時間的生活必需品。

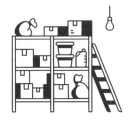

身邊仍有最低限度的安全物資與求生工具，但因為容量有限，你無法將所有可能會用到的物品與物資都放在緊急避難包中隨身攜帶。

避難包應該是一種保險的工具，由於必須能隨身攜帶，所以包中的物品數量和重量都會受到「**背包裝得下、你背得動**」的限制，需要精打細算有所取捨，盡可能縮減體積、輕量化。「物資」通常是先儲存於你將來長期避難所，一旦你或家人抵達該處，隨時可以啟封使用。

從過往人類戰爭的歷史來看，每一場戰爭都具備導致人類大量死亡的因素，包括疾病、創傷、飢餓、火災等，尤其是饑荒所造成的傷亡，通常比戰爭中直接死於槍砲等武器的比例要高得多。因此準備充足的避難物資，將會是幫助你和家人在戰爭中生存下來的最大關鍵。

【注意】本書所列之避難物資的材質、重量、功能要求，你可以先採最低限度的標準來準備，以便提高安全度過戰爭的機率。若行有餘力能準備規格更高的物資，當然最好，但也不妨「先求有，再求好」，就家中現有物品加以改善，之後再逐步升級裝備規格，仍比毫無準備強得多。

如何挑選&改造避難包？

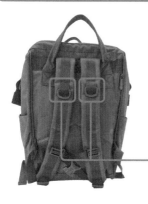

挑選重點

❶ 防水、耐磨，能防焰阻燃更好
❷ 有D型環
❸ 重量輕
❹ 總重量＜自己背得動

● D型環及鉤帶

原有背包改造重點

❶ 沒有D型環➡兩側肩帶加上堅固耐用的金屬D型保險扣環
❷ 顏色鮮豔&只能防潑水➡配備暗色調的防水背包套

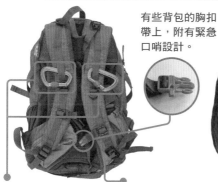

有些背包的胸扣帶上，附有緊急口哨設計。

D型環最好扣在兩邊背帶上的胸口前側位置。

登山背包的腰帶設計，能分擔肩膀負重壓力，減緩疲勞。

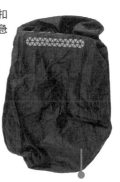

暗色調防水背包套

2.2 準備隨身避難包

　　隨身避難包是開戰前平民就能做的準備，你可以視需要為家庭成員分別準備避難包，根據每個成員的負重能力調整內容物品，但不需準備太多個避難包，畢竟每一組避難包的成本都在數千元左右，也是一筆負擔。

　　考慮到重量和體積，你只能在緊急避難包中放入最需要以及最必要的物品，**一個你背不動的緊急避難包，就不是好的避難包。**

　　避難包的材質以**防水、耐磨、防焰阻燃為佳**，如果因為預算或取得來源困難，可以防潑水、耐磨為優先考量。

　　避難包最好能附有登山用D型環的鉤帶，因為在戰爭期間若需要援助時（比如跌落到斜坡或坑洞時），可以利用繩索穿過D型環，將背包轉變為逃生工具，方便他人以繩索牽引你脫離困境。

　　你可以用目前家裡已有的背包作為避難包，再局部增強功能配備，例如：

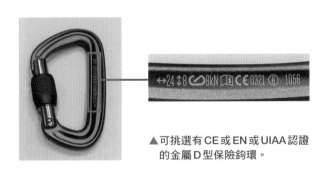

▲可挑選有 CE 或 EN 或 UIAA 認證的金屬 D 型保險鉤環。

避難包也是逃生工具

❶保護頭部

避難時，可將避難包頂舉，
阻擋掉落物、保護頭頸部。

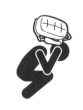

❷方便拖救，安全脫困

受困時，背包背帶上若有D型
環，你才能將他人拋給你的繩
索穿過D型環綁好，在拖救過
程中，能正面向上拉住繩索、
避免左右翻滾。

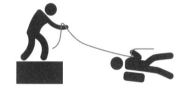

　❶若無D型環，可另加D型扣環，以堅固耐用的金屬材質
為佳（尤其若是體格較高壯的人，可選擇攀岩用、有CE或EN或
UIAA認證的D型保險鉤環，扣在胸前兩側背帶上）；

　❷若防水性不足，可加上暗色系的防水背包套；如果家中
有登山背包則更佳，因為舒適度較好，腰帶的設計還能夠減
少肩膀負擔、減緩長時間負重造成的疲勞。（須留意背包的防
水能力有許多等級，最低限度的是抗小雨[water-resistant]，其次是防
潑水[water-repellent]，遇到大雨時，除非是完全防水[water-proof]，
否則水還是會從拉鍊或縫線處滲入，因此最好能再加上防水背包套。）

　假如避難過程中，遇到空中可能有墜落物擊傷頭部危險
時，也可以將避難包頂舉在自己或他人頭部上方，利用背包
做為緩衝，吸收墜落物對頭部造成的傷害。

隨身避難包內容物

❶ 帽子
❷ 防水背包套
❸ 瓶裝水／軟水壺
❹ 能量棒
❺ 重要文件
❻ 現金
❼ 止痛、消炎、個人特殊藥物
❽ 急救包
❾ 保暖毯
❿ 防割手套
⓫ 棉手套
⓬ 繩索
⓭ 瑞士刀
⓮ 指南針
⓯ 哨子
⓰ 手電筒
⓱ 收音機
⓲ 電池／充電電池
⓳ 行動電源
⓴ 充電線
㉑ 雨衣
㉒ 餐具
㉓ 筆／便條紙
㉔ 香皂
㉕ 牙刷／牙膏
㉖ 衛生紙
㉗ 濕紙巾
㉘ 毛巾
㉙ 女性生理用品
㉚ 口罩

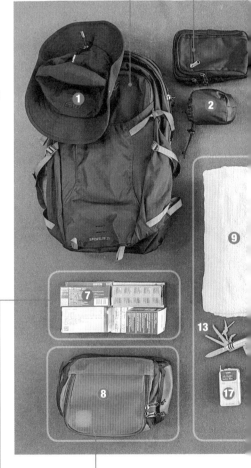

緊急避難包　　隨身腰包

【第3類】
藥品

【第4類】
急救物品

【第1類】
食物及飲水

【第2類】
重要文件

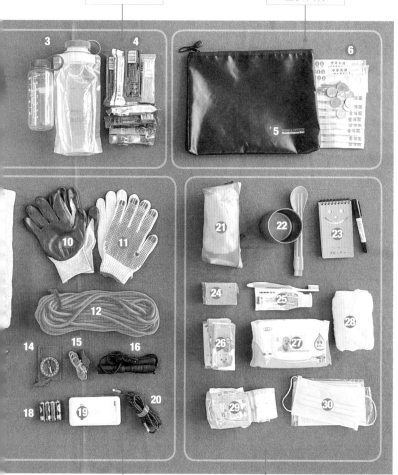

【第5類】
求生工具

【第6類】
個人用品/
衛生用品

以下依照需要性以及必要性，將避難包中所需物品分門別類說明並表列清單。在開始準備之前，先提供5個建議：

❶ 各項單品不一定都要重新採購，可盡量使用舊有物品。

❷ 不必一次購齊所有物資，可慢慢買、先買少量試用看看，再決定如何選擇。

❸ 可採分類收納方式放進避難包中，即同類物品以小包收納或放同一隔層（如下圖），方便使用。

❹ 先準備好一個避難包，確認符合自己的需求，再根據成年家人數量準備所需的避難包數量（開車族最好要多備一組放車上）。

❺ 兒童因為負重有限，隨身避難包只放水和食物就好。

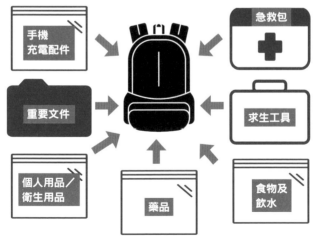

分類裝袋／分層收納

手機充電配件

急救包

重要文件

求生工具

個人用品／衛生用品

藥品

食物及飲水

第1類 食物及飲水

　　為了避免攜帶太多物品妨礙行動自由，不建議隨身攜帶太多食物或飲用水，避難行動不是郊遊，你只需要一瓶水（瓶裝水或是水壺），以及幾條能量棒、堅果補充熱量即可，水壺的選擇原則是**堅固耐用**，如果材質較薄或是軟式塑膠水壺，可加上防護套，避免因摔破或刺破而無法使用。

　　食物的準備原則以**高熱量、不占體積**為主。在腎上腺素的作用下，你會有一段時間失去飢餓的感覺。能量棒的攜帶數量可以根據每日所須熱量回推，舉例來說，成人一天約需要2,000大卡，如果一條能量棒400大卡，則一天5條即足夠，兩天份約8～10條即可；兒童則視情況斟酌減量。

　　我們在緊急避難所或防空設施不會停留太長的時間，在空襲警報解除、天亮之後就應該動身前往長期避難所，因此準備2天以內的應急食物就足夠，其他物資應盡量預先儲備在長期的疏散場所，以減輕身上的負擔。

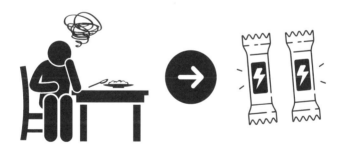

▲戰爭剛爆發時，大部分人會失去食慾一段時間，加上緊急避難所一般不會待太久，因此隨身避難包裡只需準備幾條能量棒即可。

第2類 重要文件

我們需要隨身攜帶自己及家人的各式證明文件，因為戰時可能必須接受身分盤查，戰後也會需要以此做為恢復權益的證明。這些易燃的紙本或容易散落的文件，需放置在可防火及防水的袋子裡，防止毀損或遺失。

市面上大部分的文件袋無法同時具備防火防水功能，建議可以先將重要文件放進防水夾鏈袋或防水袋，外層再加上防火文件袋保護。

若你是孩子的監護人，也需要準備孩子的證件。只有一份正本或是可證明家人關係的文件，不妨申請副本或準備影本放在其他家人身上，減少不小心走散或落單造成的困擾。

重要文件清單		數量
身分證		
健保卡		
紙本戶口名簿		
護照		
駕駛執照、行車執照		
各項證書紙本		
產權證明紙本	房契	
	地契	
	股票或債權證明	
其他	存摺、印鑑、提款卡、保險箱鑰匙及契約書等	

* 確切填寫此張表格，作為戰後幫助你回歸正常生活的檢視清單與數量核對。

重要文件內容物

❶ 防火＋防潑水文件袋　　❻ 印鑑　　　　　　❶ 提款卡
❷ 各項證書紙本　　　　　❼ 健保卡　　　　　⓬ 股票或債權證明
❸ 房契／地契　　　　　　❽ 駕照　　　　　　⓭ 保險箱契約書&鑰匙
❹ 戶口名簿　　　　　　　❾ 行照　　　　　　⓮ 存摺
❺ 護照　　　　　　　　　❿ 身分證

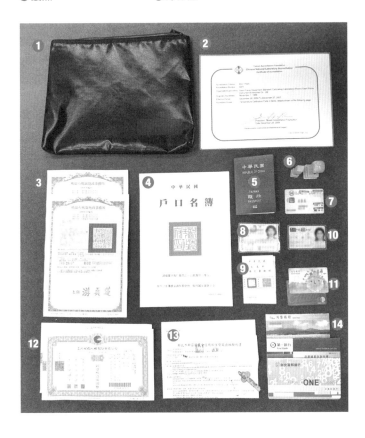

◆ 身分證、健保卡、紙本戶籍謄本

戰爭期間，政府可能對社會基本秩序進行非常嚴格的管制，不論是為了維持治安、肅清敵人或是分發各類救援物資，都可能必須驗證與盤查個人身分，事先準備身分證明文件，才能避免許多不必要的困擾。身分證可能需要常常拿出使用，建議放在隨身腰包，機動性較高。

◆ 駕駛執照、行車執照

戰爭期間，道路的檢查哨出於治安或戰備的理由，一定會要求出示車輛的合法證件，隨身攜帶駕駛執照與行車執照可以避免因盤查而中斷行程，甚至被沒收車輛的困擾。

◆ 各項證書、產權、財產證明（紙本）

戰爭中政府各機關的資料庫機房可能因遭戰火波及而損毀，因此留存的紙本證明文件可以作為日後恢復權益的重要佐證，最保險的方式是將重要而且戰後最需要的證書紙本一起攜往避難所保存，或是先收藏在相對安全的處所。

第3類 藥品

準備常用藥物時，需注意避開個人過敏成分、了解用藥禁忌；有慢性病的患者，最好平時就能保有一定的藥物儲備量，免得開戰初期難以補充藥品。事實上，戰爭期間的醫藥資源必定相對稀缺，事先多準備一些效期內藥物，絕對是有備無患的選擇。

藥品清單			
品項		功能	有效期限[*1]
常用藥物	非消炎性止痛藥： 乙醯胺酚（Acetaminophen），如： 普拿疼、斯斯、伯樂、力停疼、普那寧、得百利寧、舒達等	止痛、退燒	
	消炎性止痛藥： 阿斯匹靈（Aspirin）、 布洛芬（Ibuprofen）	止痛、退燒、消炎	
個人特殊藥物	請根據自身健康狀況和病史準備，例如：腸胃藥[*2]、過敏藥、氣喘藥；慢性病如高血壓、糖尿病、腎臟病等藥物		

*1　請填寫有效期限，並每半年檢查一次，汰換剩餘期限不到半年的藥品。

*2　腸胃藥須請醫師開立適合的藥物。戰爭期間如因食物或飲用水不乾淨，導致腸胃炎併發腹瀉和嚴重脫水，可能會危及生命（兒童的危險性較高）。

第4類 急救物品

戰爭時期的醫療資源必定非常稀缺，最壞的情況是你可能無法在黃金救援時間內獲得醫療協助，因此準備基礎的急救物品非常重要，可以幫助你為燙傷、割傷、出血等情況做初步的處置，爭取送院前的治療時間。

儘管市售的急救包很方便，但每一個家庭所需要的醫療情況都不相同，加上戰時生存環境也與平時不同，因此如果有足夠的預算與時間，我們建議最好為自己與家人準備一個能夠滿足家庭成員所需的急救包。市售急救包的配置原則（大小、體積、重量、內容物）不一定能切合你的需求。

Q1。應該準備幾個急救包？

為了滿足自己或家人的需要，在動手組合急救包之前，你必須先弄清楚你需要多少個急救包。

對有自用車的家庭來說，最少需要準備兩套急救包，一套放在家裡的避難包，另一套放在車上。如果你的家庭有兩部車、三個緊急避難背包和一個長期避難所，那麼你將會需要至少6個急救包，而不是只有兩個。

每個人的需求都會有所不同，因此在開始準備急救包之前，你必須先確定自己的需求。**建議先準備一個急救包，確定沒有遺漏或買錯物品後，再著手構建其餘的急救包。**

Q2. 準備急救包要注意什麼？

❶ **特殊疾病與過敏反應**：如果你的家人有糖尿病或對某些物質過敏，你必須確定急救包中的藥物和用品，不會對家庭成員的治療藥物或體質產生不良反應。

❷ **不要在價格和質量上妥協**：你應該在有衛福部合格認證的專門醫材供應商或藥局購買，務必避免購買廉價的仿冒品或假冒商品。

❸ **急救包尺寸大小及材質**：對一般人來說，長寬高約16×21×8 cm的急救包大小就足夠，材質要能防水（或是加上防水袋），才能防止內容物受潮。

❹ **急救包可攤開、有夾層設計**：建議選擇可攤開、有夾層、多格設計的急救包，在戰爭慌亂或壓力下才能一打開來就一目了然、輕鬆找到急救用品，不用再多花時間翻找。

❺ **不要塞滿急救包**：闔上急救包時，確保裡面的所有物品沒有塞得太滿。把急救包塞得像沙丁魚罐頭，會縮短某些物品的保存期限。

Q3. 急救包要放哪些東西？

　　以下參考美國軍事新聞網Task & Purpose建議[1]，條列出的急救物品清單，分為一般急救物品、進階急救物品兩大類，可以讓你應付簡單的急救工作。由於外傷護理有止血、清潔、消毒、上藥、包紮等五大面向，急救物品清單也根據這五大面向與順序表列如下頁表：

1　"How to build your own top-notch first aid kit", *Task & Purpose*, 2022/3/13

◆ 燙傷藥膏

輕微燙傷可依「沖脫泡蓋送」原則處理，先剪開燙傷部位的衣物，以醫療包中的大量食鹽水沖洗，加快皮膚降溫的速度，再塗抹燙傷藥膏、敷上無菌紗布。

如果是嚴重的燒燙傷，因為處理以及照護都超過一般家庭能夠獨自處理的程度，因此建議盡快尋找醫療資源或是後送到能夠處理嚴重燒燙傷的醫療機構。本書礙於篇幅與專業無法完善解說燒燙傷的處置，非常建議你進一步接受一定程度的專業訓練，無論平時或戰時，都會對自己和家人更有保障。

◆ 一般剪刀／衣物剪刀的差別

建議準備一般剪刀或是如右圖的專用衣物剪，後者可以在遇到外傷大量出血時，用來剪開衣物尋找止血點。與一般尖頭的工具剪刀不同，專用的衣物剪刀有圓形鈍頭的造型，可以避免我們在緊張時誤傷需要搶救的人。

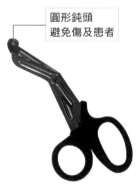

圓形鈍頭
避免傷及患者

▲專用衣物剪刀

◆ 進階急救物品

如果你行有餘力，可以準備下表所列的特殊急救物品。這些進階急救品通常必須由受過訓練的專業人員操作，主要目的是為患者後送或尋求醫療支援時搶一點時間，讓擁有急救能力的人抵達身邊時，不會因為缺乏工具而錯失搶救時機。

一般急救物品清單			
用途	名稱	數量	有效期限[*1]
止血／包紮	醫用紗布繃帶、醫療紗布（滅菌）		
清潔	酒精棉片[*2]		
	棉花棒		
	生理食鹽水[*3]		
消毒	白藥水、優碘[*4]		
上藥	燙傷藥膏		
	擦傷、刀傷藥膏		
包紮	創可貼／OK繃		
	彈性繃帶、繃帶固定扣		
	急救膠帶／透氣膠帶		
	醫用三角巾		
	醫用安全別針		
其他	外科乳膠檢查手套		
	剪刀／衣物剪刀		
	鑷子		
	體溫計		
	葡萄糖／糖片[*5]		
	急救毯		
	急救指南或手冊		
	永久記號筆／奇異筆		

*1　請自行填寫數量及有效期限，每半年檢查一次，汰換剩餘期限不到半年的急救物品。

*2　用於器械或無傷口的肌膚清潔消毒

*3　傷口沖洗專用的「藥字號」生理食鹽水

*4　用白藥水、水溶性優碘消毒後，再以藥字號生理食鹽水去色、沖洗乾淨

*5　低血糖時緊急補充，使血糖回升

急救包內容物

❶ 急救包
❷ 外科乳膠檢查手套
❸ 醫用紗布繃帶、醫療紗布（滅菌）
❹ 酒精棉片
❺ 棉花棒
❻ 生理食鹽水
❼ 優碘棉片／優碘／白藥水
❽ 燙傷／擦傷／刀傷藥膏
❾ 創可貼／ OK繃
❿ 彈性繃帶／繃帶固定扣
⓫ 透氣膠帶
⓬ 醫用三角巾／醫用安全別針
⓭ 剪刀／衣物剪刀
⓮ 鑷子
⓯ 體溫計
⓰ 葡萄糖／糖片
⓱ 急救毯
⓲ 急救指南或手冊
⓳ 奇異筆

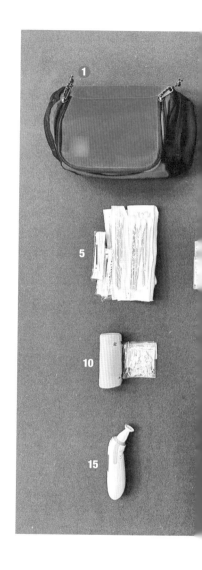

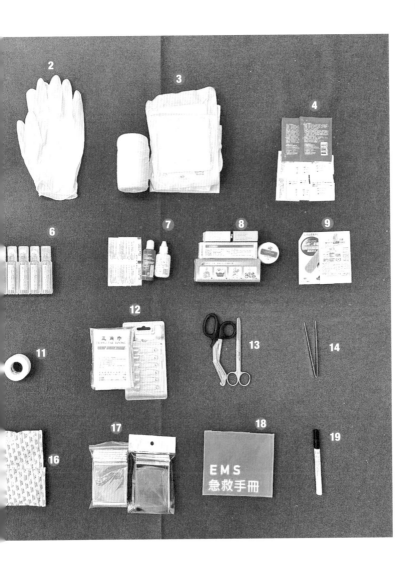

進階急救物品清單			
用途	名稱	數量	有效期限
止血（四肢大量出血時使用）	止血帶		
眼部傷口包紮	無菌眼墊／滅菌護眼罩（eye pads）		
固定傷肢	夾板材料（手指和／或四肢）		
輔助呼吸	CPR面罩／氧氣面罩		
	鼻咽通氣導管（Nasopharyngeal airway）		

◆ 止血帶的基本知識

　　止血帶是戰場上挽救最多性命的急救工具。市面上的止血帶款式相當多，挑選原則建議以「寬度3cm以上、具備衛福部醫療器材許可證」的產品為主。止血帶的寬度如果太窄，很容易導致綑綁部位的軟組織壞死。

　　若備有專業的美軍CAT旋壓式戰術止血帶（Combat Application Tourniquet）則更佳，但須事先學會操作，且務必挑選具衛福部許可證的廠商與產品，以免不慎買到劣質品，得不償失。

　　止血帶的使用非常專業，必須接受專業的止血訓練才能有效施行。建議你讀完還是必須接受專業的急救訓練課程，一旦需要用到時，你會感謝自己有所準備。

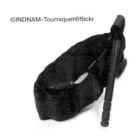

©INDNAM-Tourniquet@flickr

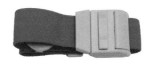

▲旋壓式戰術止血帶。

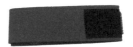

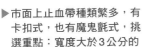

▶市面上止血帶種類繁多,有
卡扣式,也有魔鬼氈式,挑
選重點:寬度大於3公分的
比較安全。

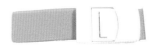

第5類 求生工具

◆ **保暖毯**

　　如果不幸在避難過程中被淋濕,就要盡快脫下衣物、披上
保暖毯,避免因潮濕的衣物而喪失熱量或失溫。特別是在寒
冷的天氣裡,你一定要維持體溫,才能存活下來。

　　建議選擇厚一點的毯子,因為避難時假如需要在野外過
夜,可先將急救包裡的急救毯鋪在地上、再鋪上保暖毯,以
隔絕濕氣,避免因台灣很常出現的「反潮現象」而讓衣服變
潮濕。如果能買到白色的保暖毯則更好,因為還能用來當作
求救用的白布條使用。

求生工具清單		
品項	**用途**	**數量**
保暖毯	保暖、當作睡墊	
防割手套	清理戰火環境時避免割傷	
棉手套	搬運物品時可隔熱	
繩索	綑綁、拖救	
瑞士刀	多功能小工具	
紙本地圖、指南針	在沒有訊號及 GPS 的情況下辨識方向	
哨子	緊急情況下求救用	
手電筒或頭燈[1]	照明	
收音機或短波收音機[2]	接收戰爭相關資訊	
無線電對講機[3]	與家人分散行動時的溝通工具	
電池或充電電池、行動電源	用於手電筒、收音機或手機	

[1] 有手搖充電款式
[2] 有太陽能或手搖、USB 充電款式
[3] 根據俄烏戰爭經驗補充，非必備，可選擇性購買

◆ **防割手套**

戰火帶來的大面積破壞，往往會伴隨著爆炸後散布的尖銳物品，如碎玻璃、金屬或建築破片，當我們必須徒手搬移此類物品時，很容易因為其銳利的邊緣而割傷。防割手套可以

幫助我們在必須移動此類物品時，手部不會意外割傷。

　　由於我們無法預測戰爭時所處的環境會有哪一種利器或破片，因此建議在挑選時應該優先考慮美國ANSI防切割A4等級以上或EN 388防割等級4以上，或抗切割強度D以上的產品（EN388是歐洲標準化委員會[CEN]審核工業手套防護的歐洲標準之一）。符合規格的手套須標以鐵匠鎚鐵的盾牌標誌，並以數字及英文字母標示產品的防護級別（如下圖）。

防割手套標章標示說明

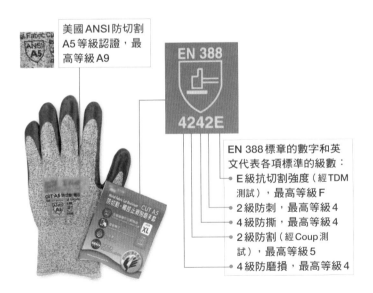

美國ANSI防切割
A5等級認證，最
高等級A9

EN 388
4242E

EN 388標章的數字和英
文代表各項標準的級數：
● E級抗切割強度（經TDM
測試），最高等級F
● 2級防刺，最高等級4
● 4級防撕，最高等級4
● 2級防割（經Coup測
試），最高等級5
● 4級防磨損，最高等級4

◆ 棉手套

一般市售工作用棉手套即可,主要作為隔熱、搬運物品時保護手部,或是利用繩索攀爬時增加摩擦力避免被繩索割傷手掌時使用。

防割手套的隔熱性不如棉手套,兩者的用途並不相同,因此建議避難時兩種手套都需準備,如果一時無法取得防割手套,至少要準備棉手套。

◆ 繩索

作為萬用的工具之一,繩索可以用來綑綁物品,也能用來輔助攀登、拖救他人脫險。

可選擇較粗的童軍繩、救生繩或傘繩,或是連鎖五金行販賣的繩索,如果能準備符合歐盟 EN1891 規範的靜力繩則更佳。EN1891 包含許多規範,例如,熔點須高於攝氏 195℃、受重 150 公斤的情況下延展不超過 5%、靈活性較佳方便打繩結……等,適合當作垂降、拖拉和救援的主繩,通常以 PA 強化聚醯胺尼龍製成。繩索長度至少能從住家 2 樓窗戶垂放到 1 樓(6～10公尺)。

建議你可以在戰前就參考書籍或網路上的影片,學習如何打繩結,包括:單結、八字結、平結、水結……等基本繩結,否則光有繩索卻不會打繩結,也無法發揮繩索的用處。

◆ 手電筒或頭燈

手電筒除了作為光源提供暗處的照明外，緊急時也能以舞動手電筒或控制開關方式作為信號使用。在挑選緊急用途的手電筒時，「按鈕式開關」比「指撥式開關」更便於利用手電筒開關以明暗閃爍作為緊急求救的信號。

除了開關的方式外，**防水、耐撞、耐摔、長時間使用不會過熱**是主要的挑選條件，其餘手電筒附加的功能則越簡單越好，因為功能越複雜就代表造成手電筒無法使用的因子也越多。

頭燈一般比手電筒輕便小巧，且方便你在行動時空出雙手來，可當作備用光源，或視情況與手電筒搭配使用。

目前有些市售防災手搖式發電手電筒，可以在電池電力耗盡時手動發電應急使用，而且同時具備收音機、求救警報等功能，也是很好的選擇。

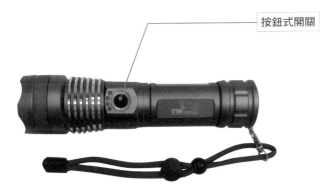

按鈕式開關

▲手電筒。

◆ 瑞士刀

建議準備15種用途的基本款瑞士刀，不需要隨身攜帶大量的工具，就能滿足大多數情況下的需求。這15種工具如下圖所示。

市面上有些多用途工具，如多功能工具鉗（下頁圖）也是可以考慮的替代品。你可以依照你實際的需求或使用習慣，選擇合適的產品。

15種用途基本款瑞士刀

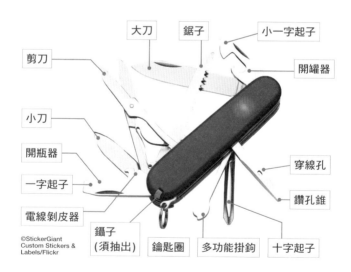

大刀　鋸子　小一字起子

剪刀

開罐器

小刀

開瓶器

一字起子

電線剝皮器

穿線孔

鑽孔錐

©StickerGiant
Custom Stickers &
Labels/Flickr

鑷子
（須抽出）　鑰匙圈　多功能掛鉤　十字起子

多功能工具鉗

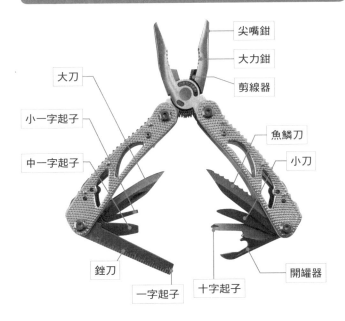

尖嘴鉗

大力鉗

剪線器

大刀

小一字起子

中一字起子

魚鱗刀

小刀

銼刀

開罐器

一字起子

十字起子

◆ 紙本地圖、指南針

　　如果要說一件戰爭中最不應該發生、但又最有可能發生的事情，大概是在戰場或是交戰區迷路。失去方向可能會喪命，因此確保自己或家人前往避難所的方向感是一件非常重要的事情。

　　戰時，基地台可能損毀，你的手機也可能完全耗盡電源，在缺乏現代科技的導航工具下，我們只能依賴紙本地圖與指南針得知所處位置以及前進方向。

地圖是單張或整本地圖集都沒有關係，只要方便攜帶並可折疊，方便放置防水袋中，避免弄濕。

指南針並不需要軍規等級（如果有是最好的），指南針的外殼必須防水耐撞，體積適中便於攜帶，盤面清晰、容易判讀指針位置及準確提供東、南、西、北磁極方向即可。

◆ 收音機或短波收音機

在戰爭時期，除了星鏈這種透過衛星的通信網路仍能使用外，一般依賴基地台的移動通訊／網路很難持續運作。戰火下的生存必須依賴對外界狀況的掌握，在無法使用現代慣用網際網路獲取外界資訊時，我們就必須依賴收音機。

收音機可以選擇具備調幅（AM）與調頻（FM）雙波段的收

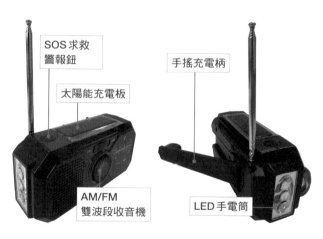

SOS 求救
警報鈕

手搖充電柄

太陽能充電板

AM/FM
雙波段收音機

LED 手電筒

▲手搖式兼太陽能充電收音機。

音機,多一個波段就能多一個獲得資訊的管道。緊急避難時可以搜尋仍在發射AM與FM訊號的電台,以獲取外界的資訊。

可以選擇專為防災避難設計,擁有手搖式充電功能的收音機,在內部電池耗盡電力後仍能透過搖臂來發電使用。如果是需要電池的產品,則電池必須可重複充電。

◆ 電池或充電電池、行動電源

挑選儲備電池時,須注意不同電池的耐存放效期以及保存條件,不論是乾式或是濕式電池,大量儲存在高溫的環境會影響電池的效能與壽命,濕式電池也可能因此釋放有害氣體。

存放太久的電池,有效使用時間可能會略微縮短,內部電力也會隨時間逐漸流失,**因此建議不必一次購買太多,盡量使用製造日期接近的電池。**

別忘了,記得攜帶手機使用的行動電源、充電線、充電插頭。由於這類配件平常仍需使用,可和「個人特殊藥物」固定放一起,方便撤離時迅速收納。

由於我們無法事先知道戰爭會持續多久,因此完全依賴電池度過避難時間是一種風險,所以我們可以考慮額外準備後文提到的行動式太陽能板(參見第2.3節【第5類】能源、燃料),作為備用或緊急時為電器設備供電的選項。

◆ 無線電對講機

戰場上的生存原則是盡量不要攜帶會發射電磁波的設備，包括無線電對講機，避免被誤認為攻擊目標。但是參考俄烏戰爭倖存者的經驗，一旦與家人必須分散行動時，無線電對講機可以讓彼此即時掌握對方動態，對生存仍有很大的幫助。

因此，對講機在短暫使用過後建議立刻關閉，待有需要或與家人約定的時間再開啟，盡量減少被任何一方錯估為打擊目標的可能。此外，選擇時必須注意：

❶挑選**民用、續航力強、重量輕、傳輸距離3～5公里、**通過「NCC國家通訊傳播委員會」合格販售執照的無線電對講機。

❷不建議使用高功率、支持超長傳輸距離的對講機，因為發射的電磁波太強、太耗電，且容易被偵測和定位，讓你變成攻擊目標。

❸無線電對講機可能有專用的電池，必須準備足夠的備用電池。

❹必須詳讀使用手冊，至少要學會如何設定收聽與發話的頻率等基礎知識。

❺對講機最好附有手環，避免掉落。

第6類 個人用品／衛生用品

下表的物品數量，是以臨時在防空設施避難或由住家移動到長期避難所的需求為考量，其中衛生紙以及濕紙巾、女性生理用品等耗用量較高的個人衛生用品，可以與其他物資一起事先儲存於長期避難所，這樣就不需在避難時攜帶大量的個人衛生用品，除了增加負重也妨礙個人的行動。

品項	數量
雨衣	1
餐具	1
筆／便條紙	1
香皂	1
牙刷／牙膏	1
衛生紙	*
濕紙巾	*
毛巾	1
女性生理用品	*
口罩	1

視用量及包裝大小，攜帶 1 ～ 2 包衛生紙和濕紙巾即可（有嬰幼兒則必須加倍）。如果已安排長期避難所，則可預先存放於避難所。

第7類 穿著與隨身配件

直接接觸皮膚的**裡層衣物，材質建議以天然織品為主**，例如：棉、麻、羊毛、天然絲等，這類織品燃燒後不會黏附在皮膚上，若不幸遭遇砲擊造成的極高溫環境時比較安全；人造纖維（例如：聚酯纖維、尼龍）燃燒後因「熔滴」現象，會沾黏於皮膚上，讓皮膚灼傷更嚴重。

必須特別注意的是，許多運動機能服、瑜珈服很高比例是用聚酯纖維製成的，一遇到極高溫絕對會沾黏皮膚，因此不適合穿在裡層。**外套建議選擇防水、有衣領的款式**，衣領翻面可以書寫血型，一旦在避難過程中受傷，醫護人員就能快速評估並進行醫療處置。**帽子**除了能夠保暖，還能在危急時刻（如發生爆炸時）保護頭部。

手錶請選擇指針式手錶，而非智慧手錶，後者可能會因無法充電而關機。

建議隨身佩帶**腰包**，腰包中放置的物品如下兩圖所示，需要使用時就不用打開後背包。**現金**要預先換成小面額的紙鈔，在需要支付時就不需要對方找錢。腰包最好可以使用快拆扣環，受困或被外物勾住時才能快速拋開脫身。**急救提醒卡**記得和身分證放一起，萬一受傷時，救援人員能更快了解你的重要醫療資訊，增加生存機率。

急救提醒卡	
姓名	
地址	
血型	
緊急聯絡人	
緊急聯絡人電話	
過敏	□ 無　　□ 有
過敏食物／藥物	
慢性病症	□ 高血壓　　□ 糖尿病　　□ 其他
其他病症	
隨身藥物	
服用中的慢性病藥品	

* 建議準備一張小卡，在卡片上注明以上事項，讓救援人員清楚知道你的醫療資訊。

【注意】手機也有個人醫療資訊的設定功能，不同系統名稱不同：iOS系統為「醫療卡」、Android系統為「緊急救援資訊」。資訊填寫越詳細越好，一旦發生意外，不須密碼，救援人員即可從「緊急服務」找到你的醫療資訊，第一時間掌握醫療上的注意事項。

正確的衣著及配件示意圖

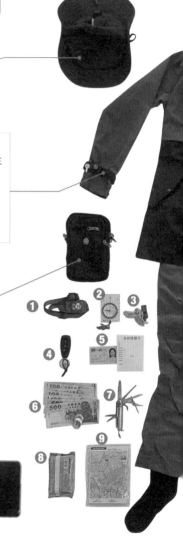

帽子
· 可保護頭部、保暖
· 顏色：✗ 迷彩
　　　　✓ 不醒目

求生手環
· 一種輕量化、多功能的求生工具
· 通常會包含：傘繩、哨子、指南針、打火棒（用於取火）、切割刀等工具
· 非必備，但有準備更好

腰包
❶ 手電筒或頭燈
❷ 指南針
❸ 哨子
❹ 車鑰匙
❺ 身分證／急救提醒卡
❻ 小面額現金
❼ 瑞士刀
❽ 濕紙巾
❾ 撤離地圖
❿ 手機

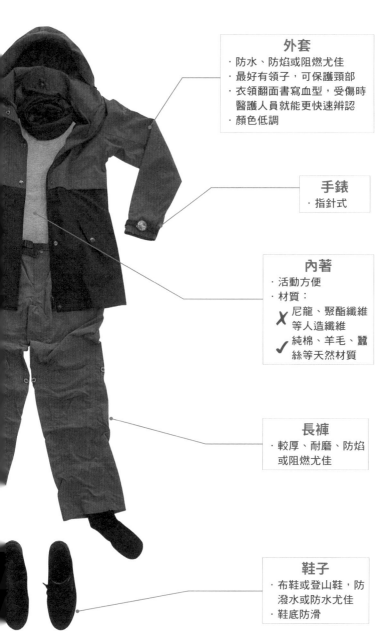

外套
- 防水、防焰或阻燃尤佳
- 最好有領子，可保護頸部
- 衣領翻面書寫血型，受傷時醫護人員就能更快速辨認
- 顏色低調

手錶
- 指針式

內著
- 活動方便
- 材質：
  - ✗ 尼龍、聚酯纖維等人造纖維
  - ✓ 純棉、羊毛、蠶絲等天然材質

長褲
- 較厚、耐磨、防焰或阻燃尤佳

鞋子
- 布鞋或登山鞋，防潑水或防水尤佳
- 鞋底防滑

實際戰場上的正確衣著案例：

在烏俄戰爭的巴赫穆特戰役（Battle of Bakhmut）中，一名烏克蘭外籍雇傭兵因為距離反坦克飛彈爆炸的地點太近，以致衣服袖子被爆炸的火焰瞬間燒掉，但是因為他穿著阻燃的軍用夾克衣服，所以其他部位並沒有因為爆炸氣體的高溫而自燃。事後這名外籍雇傭兵也幸運存活下來，返國就醫。

因此，我們建議平民盡量選擇純天然材質或混紡（天然材質比例較高，人造纖維比例較低）的衣物，遇到高溫才比較不會整件衣服燒起來，沾黏在皮膚上。

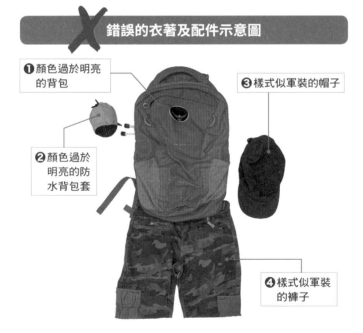

錯誤的衣著及配件示意圖

❶ 顏色過於明亮的背包

❷ 顏色過於明亮的防水背包套

❸ 樣式似軍裝的帽子

❹ 樣式似軍裝的褲子

2.3 開始儲備長期物資

準備好緊急避難包之後,接下來你就需要在長期避難所為自己以及家人準備足夠度過戰爭時期的物資。

考慮到每一場戰爭持續的時間與範圍不同,加上儲備過量物資也是一種浪費,因此建議**預先儲備1~3週的物資以度過緊急階段為目標**,一旦戰爭超過這個假設的時間,這表示戰爭不再是一種緊急狀態,而是整個社會必須面對的常態。到了那時候,你必須開始適應匱乏,並且以自製或收集採集、與他人交換、交易的方式,來補充自己或家人長期生存的需要。

生活所需的大宗物資,在準備上應該包括糧食、油、鹽、飲水、衛生用品以及能源。如果同行家人中有嬰幼兒或兒童,則必需額外準備奶粉、紙尿布、濕紙巾等幼兒每日生活必需物品。

這些物資有些可能體積龐大,有些重量沉重,如果沒有事先準備,一旦戰爭爆發,倉促之間很難隨身攜帶足夠你或一家人捱過戰爭所需的份量,也容易因為情況危急,很難買到所需的物資,所以務必提前儲存於長期避難所。

我們將可以事先準備的物資羅列如下:

▶沉重的糧食、物資必須事先準備,情況危急時不易購買,也不易攜帶。

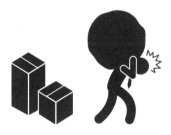

第1類 飲水

水是支持生命最重要的物質，建議每人每天以3公升瓶裝水計算，避難一週每人約須儲備21公升瓶裝水。盡量使用**瓶裝水、開水**來飲用和烹飪，在戰爭期間因飲用水遭到汙染而發生身體脫水的症狀非常危險。

如果沒有事先準備瓶裝水，你就必須想辦法獲得水源。在城市的人可以攜帶取水容器到樓頂水塔或路邊的消防栓取水，非城市居民則可以尋找水井或河水，但**務必使用濾水器過濾後，再煮沸或是用淨水藥片消毒**。詳細的消毒步驟會在本書第四章說明。

第2類 主食及油脂

一般來說，主食是戰爭時期必須預先儲備的重要物資，比如：稻米、小麥、玉米等穀物。肉類、蔬菜、水果、乳類等能為我們提供充分營養的食物，則視為副食。

原則上，一個2～4人的小家庭避難一週約需要3.78公斤的主食[*1]。如果你的家庭人數比上述更多或更少，可以酌量增減。市面上有販售保存期限相對較長、且可常溫保存的防災米麵食、罐頭，有的可以保存5～7年，只需要熱開水或

---

*1　計算方式如下：台灣最普遍的米杯是180公克，一杯米大約是2～4人份（用小碗盛裝的飯量），所以我們可以粗略計算180公克×3餐×7天，則小家庭避難一週約需要3.78公斤的米。

常溫水就能沖泡食用，還有些戰備防災乾糧甚至可保存20～25年，非常適合作為戰爭時期的避難食品，讀者可以自行評估挑選。

這些食品之所以能保存多年，並非依賴防腐劑，而是透過乾燥脫水、高溫殺菌、真空包裝或氮氣充填……等各種現代食品科技的製程和包裝，來預防食品氧化、抑制微生物生長，達到防止食物腐敗變質的效果。

對於育嬰的家庭，主食的定義也包含除了人奶和奶粉以外的「離乳食品」、斷奶前副食品，例如白粥等流質、泥狀、糊狀食物到軟質固體食物，也稱為嬰兒食品。

除了主食之外，油脂也是熱量的主要來源之一。油脂所能產生的熱量，比等重的蛋白質或碳水化合物多出一倍以上。成年人每天應攝取2～3湯匙的油脂（每湯匙約15克），但老年人可適量減少攝取量。小家庭可以直接選擇1公升包裝的食用油。

依據主食以及油脂的需求量，你可以準備袋裝的米、麵粉，桶裝的沙拉油、橄欖油，密封包裝的奶油、乳酪。盡量選擇有效期限可以存放至少半年以上的袋裝、罐裝類型為主，因為我們不知道戰爭狀態會持續多久。

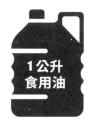

▲建議小家庭儲備1公升的食用油，有效期限半年以上。

可長期保存的各類防災食品

【第1類】
即食

拆封即可直接食用

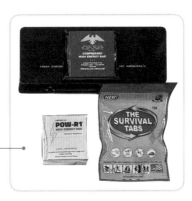

【第2類】
注水即食，不須加熱

拆封後，按照包裝說明❶取出非食品物
（如乾燥劑、湯匙）➡❷按包裝說明注入
適量飲用水（冷水或熱水）後封好夾鏈➡
❸按包裝說明時間等待（一般沸水15分
鐘、冷水60分鐘）後即可食用

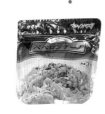 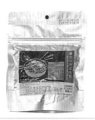 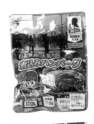

加熱袋　發熱溶液（不是飲用水）　發熱劑（不可食）

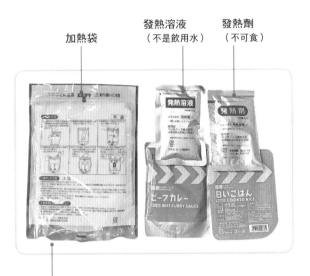

【第3類】
加熱後即食，不須加水，也不須有火、電

這類產品內含加熱物質，務必詳讀包裝說明與注意事項，以免誤食誤用。每組外袋即為加熱袋，內有食品包、發熱劑、發熱溶液（不是飲用水）、餐具紙巾等。

❶打開外袋，取出袋內所有附件，拆開「發熱劑」外包裝 ➡❷將發熱劑兩端對準袋底紅色標記處、橫放在加熱袋底部 ➡❸兩個食品包（飯&肉）不拆封、直立並排放進加熱袋中 ➡❹打開「發熱溶液」，倒入加熱袋內 ➡❺拉上夾鏈、加熱袋立起放置，加熱時蒸氣會陸續散出，請注意遠離蒸氣 ➡❻等待約30分鐘後（一般20分鐘，再悶蒸10分鐘，以包裝說明為準）即可取出食用，可戴手套以防燙手。

第3類 副食

副食是指蛋白質以及其他基本營養，除了生鮮食材等不耐久放的食材外，蛋白粉、泡麵以及乾貨如臘肉、香腸等風乾醃製食品，罐頭包裝的肉類、蔬菜、水果，及醃漬可耐久藏的泡菜、醬菜等，可以讓你在長期避難所烹調的食材都是好選擇，這些物資的保存期限必須至少半年仍能安全食用。

準備份量可以小家庭每餐使用1～2罐計算，一週約消耗42罐。

嬰幼兒的副食品必須額外準備，因為他們的消化系統還不能直接攝取大人的主副食。除了乳製品外，市售的嬰幼兒食品罐或調理包都是可以參考的選擇。

如果真的沒有奶粉或專門給嬰幼兒食用的副食品，將米熬製成稀粥或是將麵粉炒炙成麵茶後以熱水沖泡，也是可替代的選項。

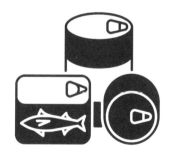

▲罐裝食品的有效期限必須超過半年。

第**4**類 鹽、糖、酒、菸、打火機

　　人類活動需要鹽份，糖則能提供熱量，酒精可以用於消毒殺菌，在必要時也能作為麻醉藥的替代品，這三類物資既耐久藏也可以做為戰爭時期以物易物時的通貨，可以市售最小包裝份量1包／1瓶為基數儲備，或是依據自己的需要適量預先儲藏。

　　我們在這裡列出香菸和打火機，並不是鼓勵大家吸菸，而是香菸在戰爭時期的需求量會增加，跟打火機一樣都能作為與士兵或是其他平民交換物資的通貨。這是基於生存的需要，讀者可以自行決定要不要預先準備。

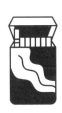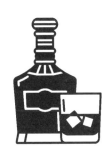

▲香菸、打火機和酒可以作為戰爭時期以物易物的通貨。建議選擇高濃度酒類，例如：金門高粱、伏特加，而非啤酒，因為後者無法用於消毒。

第5類 能源、燃料

· **主要能源：燃油發電機、瓦斯罐、木炭木材**
· **備用、緊急能源：太陽能**

在戰爭狀態下，電力供應可能短缺或是中斷，但是我們的生活從照明、烹煮熟食、接收外部資訊，到寒冷的夜晚取暖，都需要能源及燃料。

我們可以用瓦斯罐、木柴或木炭等燃料，來燒開水、烹調食物，並為生活環境提供必要的熱源。收音機和室內照明設備所需要的能源，則可以利用臨時架設的太陽能充電板搭配可充電電池來供電。

◆ 太陽能充電板

太陽能板僅能作為緊急充電或備用供電的選擇，不能作為避難時期主要電力的來源，因為太陽能板的發電能力與日照強度有關，而台灣白天真正能以商家標示的光電轉換率發電的時間可能只有1～2小時，其他時間有可能因為陰天或日照強度不足而發電不穩定。

市售的太陽能行動電源大致可分成折疊式和袖珍式兩種規格，兩者的差異在接受日照的面積與充電的能力不同，讀者可以按照自己需要充電設備的多寡選擇合適的產品。

自宅
太陽能發電

折疊式
太陽能板

袖珍式
太陽能板

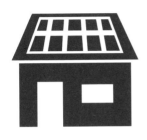
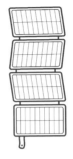

▲如果避難所可以配備太陽能發電設備，最理想不過，若是沒有，方便攜帶的折疊式和袖珍式太陽能充電板也能應付不時之需。

太陽能板挑選重點

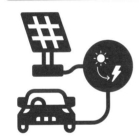

❶轉換率≧20~25%

◀太陽能板的轉換率，代表將光能轉換成電能的比率，數值越高越好。

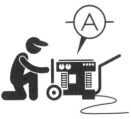

❷安培值≧2A

◀太陽能板的安培值越大，代表充電速度越快。

選擇太陽能板時，建議要注意「**轉換率**」[*1]和表示電力輸出規格的「**安培值（A）**」[*2]兩項規格，以判斷行動太陽能板的充電速度。建議選擇轉換率高於25%、安培值2A規格以上的產品。

最後，挑選時也要確認產品有通過經濟部標準檢驗局的BSMI認證，以確保安全。

◆ 小型燃油發電機

如果燃料不匱乏的情況下，小型燃油發電機也是一種可以考慮的發電選擇，優點是不受限於日照長短和天氣好壞。

如果你準備以燃油發電機作為發電的來源，須注意燃油的安全儲存方式，例如：最好以金屬桶儲存、桶身需黏貼中央主管機關規定的「易燃品」等警語；儲存位置的地板應注意防水、防止滲漏，且應留有寬度1.5公尺以上之走道；容器堆積高度不得超過3公尺；不可與火焰、火花或高溫物體接近，並應防止其產生蒸氣；也不得存放於容易引起火災或妨礙避難逃生之處等，否則不僅觸犯相關法規，還會危及長期避難所的安全。[*3]

---

*1　轉換率是指將光能轉換成為電能的比率，數值越高，產品能從陽光收集的電量就越高，充電速度也越快。大部分產品標示的轉換率大約在20～25%左右，若低於此數字的話，陰天或日照不足時可能會不利充電。
*2　安培值則表示太陽能板輸出電流的強度，數值越大，代表越能快速充電。部分電器產品如手機、平板電腦需要用2A規格以上的電流才能順利充電。
*3　《公共危險物品及可燃性高壓氣體製造儲存處理場所設置標準暨安全管理辦法》，內政部消防署，台內消字第1100821046號，2021/11/10

◆ 可移動式照明

　　避難所可能因電力中斷，而沒有照明，因此我們最好準備至少一盞可移動式的照明。除了提供能見度外，也能在黑夜中提供一定的安全感。可移動式照明有非常多種類可以選擇，依照其發光的方式可以分成：

❶電池供電發光
❷燃燒瓦斯發光（須注意通風）
❸燃燒油料發光（須注意通風）
❹手動發電式發光

照明的亮度往往跟所消耗的能源（電力、燃料）有關，建議

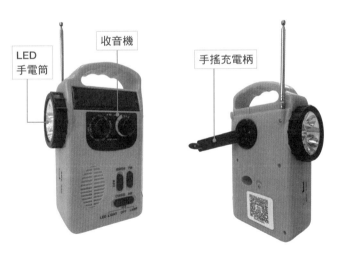

LED
手電筒

收音機

手搖充電柄

▲防災用手搖充電式手電筒＆收音機。

挑選耐用、能長時間使用且方便攜帶的產品，**不一定需要照明亮度非常高的類型，能長時間提供照明才是我們挑選的重點。**

部分照明燈具使用時會產生高溫，請注意不要讓兒童碰觸，也不要在易燃物品旁使用燈具。

◆ 蠟燭＆打火機（或生火工具）

蠟燭可以做為夜間長時間照明的選擇，優點是在儲存上相對耐久、不易損耗且安全。除了照明外，蠟燭還能提供些許熱源，在寒冷的冬季可以加溫水袋或烘暖潮濕的衣物。

現代蠟燭有很多不同的產品類型，有一些為因應戶外活動或防災需求而生的改良產品，可以長時間燃燒且無煙無味，讀者可視預算考慮挑選。

記得一起帶上打火機，或是火柴盒、打火棒等生火工具，否則就需要具備鑽木取火的技能了。

這些物資或因為體積、重量而不便隨身攜帶，如果能事先在長期避難所儲備足夠所需要的數量，一旦爆發戰爭，你與家人就可以避免為了尋找這些物資而外出，降低暴露在危險環境下的風險。

▲可長時間燃燒的無煙無味蠟燭。

第6類 爐具、鍋具與餐具

在長期避難所預先準備工具及鍋具，可以解決烹調食物時的困難，且節省不少處理生活日常事務的時間。但也要記得在戰爭時期，天然瓦斯和水電都不是唾手可得的資源。

你可以自建爐灶，或是使用更方便的可攜卡式瓦斯爐，然後搭配簡單的茶壺、鍋具來燒開飲水、烹調食物。

◆ 卡式瓦斯爐

卡式瓦斯爐可以事先存放於長期避難所，如果家中有嬰幼兒又無法確定緊急避難的時間會多久，則建議選擇小型輕便型爐具，方便緊急加熱飲水為嬰幼兒泡奶粉。

由於卡式瓦斯爐屬於明火，且使用瓦斯罐有一定風險，讀者在選擇卡式爐與卡式瓦斯罐時，應確認本體標有商品安全標章，且挑選與使用時務必注意：

❶ 紅外線最佳，外焰式卡式爐次之，紅外線有防風設計、較省瓦斯。

❷ 除了一般瓦斯罐，也可選擇有防爆洩壓排氣孔、安全度更高的防爆／安控瓦斯罐。

❸ 挑選卡式爐須注意點火針、密合墊是否氧化；瓦斯罐則須注意瓶身、開口無鏽蝕、變形。

❹ 安裝瓦斯罐時，瓦斯罐須確實與瓦斯爐對正接合，確認無瓦斯洩漏後再點火。若無法點火，需檢查點火針是否位移或瓦斯罐沒裝好。

❺ 加熱時，須注意通風，若湯汁溢出導致爐火熄滅，記得

先關火，避免瓦斯外洩，造成一氧化碳中毒。

❻加熱時，注意側風別往瓦斯罐方向吹、鍋具不可過大、兩台卡式爐不並排、遠離其他火源或發熱電器，因為回流或附近的輻射熱都會造成瓦斯罐壓力升高，產生爆炸。

除了要準備烹調食物的爐具、鍋具外，也務必要為家人準備餐具，才能盛裝食物。

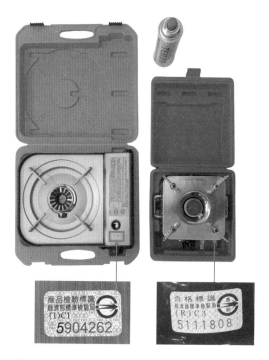

▲在天然瓦斯供給中斷時，卡式爐能幫助你快速烹調食物、燒開飲水。挑選時，記得認明有商品合格檢驗標章才安全。

需要準備防彈衣嗎？

除了上述物資外，最容易引起爭議的問題是，平民是否需要準備「防彈衣」等防護用具。本書不建議採購，因為防彈衣主要是提供給戰鬥人員或是進入可能被槍擊的高危險交戰區域的人，平民應該絕對避免進入交戰區域。如果不幸陷入戰場，對平民威脅最大的是砲彈破片，而這類傷害通常連防彈衣也無法阻擋，且多一件防護用具就會增加許多重量，因此「防彈衣」應該是一種選擇性而非必備的用品。

長期避難物資清單＆準備份量

下表中以1人為單位，總結避難時期飲食的準備份量，你可以再依家庭人數做調整。

原則上每半年檢查一次預先儲備的物資，因此避難物資的保存期限不能低於半年。一旦儲備的物資即將到期，可以每半年以新品補充推陳，替換下來的即期儲存品則可以在日常生活中消耗。

避難所物資準備表

請根據下表中的品項和數量，準備 1 ～ 3 週的長期物資，並填上有效期限，每半年檢查一次，汰換剩餘期限不到半年的物資（或在日常生活中消耗掉）。

◆儲存地點：

◆開始準備時間點：

◆檢查替換時間點：

分類	確認勾選	份量 （單位：每人 每週消耗量）	有效期限 （每半年檢查 一次）
飲水	□瓶裝水	21 公升	
	□水壺	1 個	
	□濾水器	1 個	
	□淨水錠	21 粒（通常 1 錠可 以消毒 1 公升水）	
主食	□米	總計 1.5 公斤	
	□麵		
	□麵粉		
	□各類防災食品		
副食	□罐頭肉類	總計 18 罐	
	□罐頭蔬菜、水果		
油脂	□沙拉油	200 ～ 300 克	
	□奶油	視個人需求準備	

調味料及其他	□鹽	視個人需求準備	
	□糖	視個人需求準備	
	□酒	視個人需求準備	
	□香菸	視個人需求準備	
能源、燃料	□太陽能充電板	視個人需求準備	
	□可充電電池 （太陽能板蓄電用）	視個人需求準備	
	□小型燃油發電機	視個人需求準備 須另儲備燃料	
	□可移動式照明	1個	
	□蠟燭	至少6支	
	□打火機	1支	
鍋具與容器	□卡式瓦斯爐	1個	
	□卡式瓦斯罐	5罐（每個250g）	
	□鍋具	1個	
	□餐具	視個人需求準備	

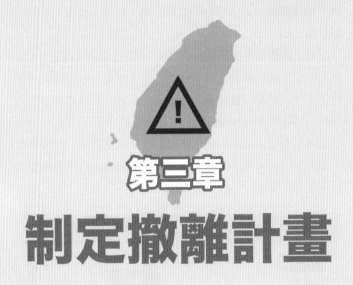

第三章

制定撤離計畫

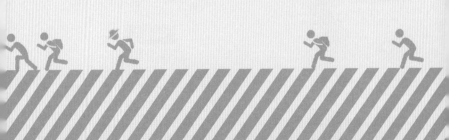

戰爭充滿不確定性，在某些情況下，你會有一兩天的時間來準備撤離，但也可能遇到必須立即撤離的情況。事先擬定完善、安全可行的撤離計畫，對於你和家人來說至關重要。

撤離計畫最重要的兩個關鍵就是「起點」以及「終點」。起點表示你出發的位置，通常會是自家住宅或是政府提供的緊急避難所，終點則是你選定的長期避難所；至於如何選擇避難所，將在第3.2節詳細說明。

撤離計畫必須考慮的是：如何到達長期避難所、如何與家人或他人保持聯繫，以及要讓誰知道你與家人在哪裡避難。以下是制定撤離計畫的完整流程。

撤離計畫流程圖

Step 1
事先約定 緊急集合點
指定所有家庭成員緊急集合的地點1~2處，作為無法聯絡上家人時的會面方式。

Step 3
繪製撤離地圖
繪製前往長期避難所的路線，這張地圖必須包括主要撤離路線，以及備選路線。

起點
住家、辦公室或緊急避難所

Step 2
選擇避難所
事先查找戰爭發生當下可供躲避的緊急避難所，以及遠離市區、能夠支援 1 ～ 3 週生活的長期避難所

Step 5

設定緊急聯繫人

確定在其他地區的緊急聯繫人知道你的撤離計畫，並將此人的聯絡資訊提供給所有家庭成員，讓你在與家人失散時，有另一個聯絡管道。

Step 6

安排交通方式，確保能源充足

開車撤離的人，須確保車子的燃料油或電瓶充足。沒有自用車的人，就要事先安排其他交通方式，比如：搭鄰居或親友的車、騎機車、電動輔助或一般自行車、徒步行走，或搭乘政府安排的疏散公車。

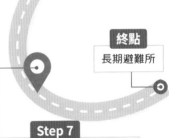

終點

長期避難所

Step 4

制定通訊計畫

戰前務必要記錄家人的手機號碼，因為在戰爭期間，最保險的聯絡方式就是使用SMS手機簡訊。當通訊及網路訊號開始不穩定，甚至斷網時，SMS手機簡訊通常還能運作。

Step 7

撤離前，記得攜帶隨身避難包

確保已經攜帶避難包清單內的所有必要物品以及個人重要藥物。

接下來會逐一說明整個撤離計畫的細節，包括：如何選擇緊急集合點、如何挑選適合的緊急／長期避難所，以及繪製撤離地圖。

3.1 約定緊急集合點

在撤離計畫中，應該考量戰爭爆發時通訊中斷、家人失散的可能，因此有必要預先設計一個或數個集合地點，家中成員可以從不同地方往集合地點會合，然後以「一次集合」或「分批集合」的方式，待全員到齊後，一同出發前往長期避難所。

選擇緊急集合點時，盡量優先考量**低風險、容易抵達、交通無阻礙、位在撤離路線上**的地點，例如：

❶自家住宅。

❷鄰近撤離路線的防空設施、緊急避難場所。

❸鄰近撤離路線，具備遮蔽物或容易辨識的公共場所。例如：捷運站。

❹成員中，行動最不方便、或是沒有便利交通工具者的位置。

選定1～2個緊急集合點後，務必親自實地勘察一遍，確認集合位置是否安全、易辨識，並且要確定全家人都知道該如何抵達集合位置。

緊急集合點怎麼選？

❶ 自家住宅

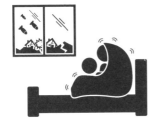

❷ 防空避難所

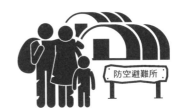

防空避難所

❸ 公共場所

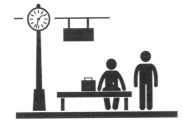

❹ 行動不便成員的住家

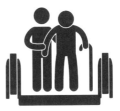

▲約定緊急集合點時，建議第一選擇為自家住宅，第二是鄰近撤離路線的防空避難所。

【注意】如果約在公共場所集合，位置必須越詳細越好，在慌亂之中才不會找不到人，比如可以約在：活動中心門口右側電梯旁、捷運站1號出口樓梯旁。

3.2 挑選緊急避難所

一旦防空警報發布，緊急避難刻不容緩，為避免到時候慌亂、無所適從，避難的場所必須有兩手準備，除了就地避難，必須再找一處就近的緊急避難設施，建議現在就要上網查找並實地走訪，否則等到防空警報響起才查詢，一定來不及。

▍事先上網查找就近避難設施

透過「消防防災e點通」或「警政服務」App，事先查詢距離自己住家或辦公室1～2公里內的所有防空或避難設施（學校通常就是避難設施，學生可就地避難），選定1～2處後，在避難地圖上標注地點。

建議至少應親自到該地點實地勘察一遍：❶確定如何進入避難所、是否對外開放、開放時間是否有限制；❷熟悉前往該場所的路線。

台灣政府目前將緊急避難場地分為兩類：避難收容處所、防空避難設備。根據設置目的，「避難收容處所」比較偏向天然災害的收容避難，分成室外和室內兩種，建議選擇室內場所才能有遮蔽物的保護。而「防空避難設備」則是以提供民眾躲避空襲為目標。

兩者都會由列管單位於該建物的明顯位置設置標誌牌，在空襲警報發布後，立即開放供民眾避難使用；但須注意私有避難所（例如住家大樓）通常不會對外開放。

搜尋鄰近避難設施

消防防災e點通App

iOS下載　　Android下載

警政服務App

iOS下載　　Android下載

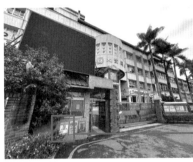

▲「避難收容處所」告示牌與告示牌位置

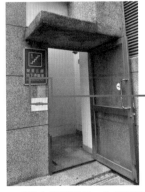
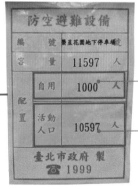

指該場所平日使用的人數

指平日經過該場所的人數

▲「防空避難設備」告示牌與告示牌位置

▍如何選擇適合的緊急避難所？

透過App查找緊急避難所時，可能會顯示周遭有非常多選擇，但實際上真正可提供你隨時緊急躲避空襲的地點，卻可能非常之少，提醒你務必注意以下事項：

❶地下捷運站是最佳選擇，但不是24小時開放

地下捷運站的排氣、照明設備都相對充足，且結構堅固、防炸能力強，是非常好的防空避難地點，如果你的住家或辦公室距離地下捷運站非常近，建議選擇在這裡避難。但須注意捷運站並非全天候開放，沒有車班運行的夜半時分，捷運站出入口會關閉鐵捲門，無法進入避難。

❷選擇公共避難所，但須勘察是否通行無阻、維護得宜

許多避難所是設在公共場所（如：學校、捷運站、公園地下停

捷運入口

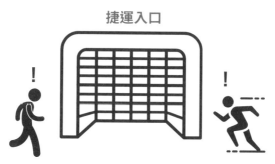

▲捷運站在深夜非營運時間會拉下出入口的網格狀鐵捲門，若空襲警報響起可能無法進入避難。

車場）或私有住宅的地下室，建議選擇公共的避難所，避免在防空警報發布時，私有避難所因入口未開放而無法進入避難。

公共避難所除了須確認例假日及平日開放時段外，還須勘察平常出入是否暢通、特殊天候下的路況環境，以及通道是否髒亂、濕滑難行，或是年久失修、牆壁滲漏、淹水堵塞，甚至空間遭他人或動物占用等情形。

❸ **地下避難所要注意空氣品質**

台灣有許多避難場所是設在地下停車場或地下室，通常相對悶熱，如果太多人聚在一起可能會有缺氧或窒息的危險，建議實地勘察地下設施的空氣品質，如果發現抽風通氣系統設計不佳的話，也可以選擇在家裡避難。

❹ **距離軍事設施1～2公里以上**

盡量遠離敵軍第一波主要轟炸目標的軍事設施，這些危險地點包括：

· 重要的軍事指揮單位（如：國防部、各軍種司令部、國家安全、情報等主管機關）。

· 雷達／防空單位（如：固定雷達站、機動雷達車、防空飛彈／防空砲兵陣地）。

· 地區軍事指揮中心（如：營區、軍用機場、軍用港口碼頭）；油料／彈藥倉庫。

此處指的危險，不僅是敵方飛彈、炸彈、火箭直接攻擊目標造成的破壞，也包含我方飛彈攔截（不論成功或是失敗）後碎片掉落擊中地面的風險。為避免洩漏國防機密，本書不會標注這些可能成為目標的軍事單位所在位置，讀者可以

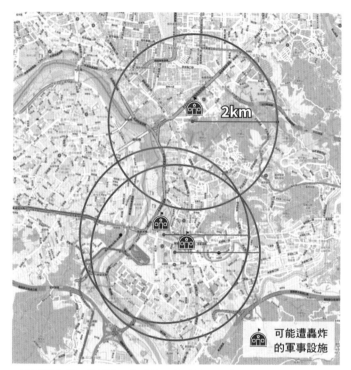

2km

可能遭轟炸
的軍事設施

▲軍事設施與2公里內可能受波及危險範圍示意圖

　　參考如國防部或縣市政府公布的機關資訊，自行於地圖上
標注出住家附近的軍事單位。

　　以這些軍事要地為中心畫出半徑2公里的紅圈，紅圈越密
集，就代表你所在位置的風險越高。

⑤遠離中央政府部會、能源及通訊節點

　　除了軍事目標外，中央政府各部會（總統府、行政院等）、能

源或油料儲槽、通信基礎設施（陸地通信電纜交會集中的機房、海底電纜登陸的站台、微波及衛星等地面通信站台），甚至媒體的廣播天線塔及新聞製作中心，都可能是次要的攻擊目標。

如果緊急避難所出口被炸毀

一般而言，「防空避難設備」通常都擁有較好的防炸能力，但是大部分都缺乏內部對外的通訊管道，在戰爭時期一旦出入口被炸毀或堵住，就可能無法與外界聯絡。因此，你可將自己的姓名、電話或此處避難人數用紙條或筆寫在「避難收容處所」或「防空避難設備」的標示版上明顯之處，萬一出入口坍塌被困時，搜救人員較容易定位。

如果出入口真的不幸坍塌，你被困在裡面時，首先要尋找是否有其他出口，如果沒有的話，就利用身邊的物品敲打發出聲響，避免不必要的活動（比如喊叫呼救、挖掘坍塌出口），盡量節省體力等待救援。

此外，在空襲期間進入政府機關指定的避難場所，通常比較容易收到救援物資，也有比較高的安全與秩序保證。且這類避難處所多半能容納較多人口，所以比較容易獲得援助。

然而，緊急避難場所的空間與環境，通常都是地下或承平時期閒置不用的空間，當聚集太多人口時，生活空間會非常侷促狹小。一旦避難時間拉長（數周甚至數月以上），緊急避難場所的生活條件可能會變成災難，並不適合久待。因此，建議與家人會合後，就要考慮趁第一波戰火停歇時，趕緊撤離到長期避難所。

③.③ 決定長期避難所

在戰爭期間，你原本居住的環境可能會因為遭到攻擊而無法支持長期生活，這時你就必須考慮撤離到長期避難所。以下簡單說明不同情況適合的避難所，你可以依據自身的需求，為自己和家人做出選擇。

▌如果你居住在城市

◆ 最佳選擇 ✓ 前往郊區或鄉下避難所

如果你住在大城市，開戰後除非受到駐守軍隊的保護，否則生活環境會急遽惡化、缺乏物資，平民將很難在城市中生存下來，你只能依賴個人的動物本能跟求生意志。這也是為什麼會建議在戰爭時期，一定不能留在城市的原因。

鄉下遭受攻擊的機率比城市低許多，相對比較安全，而且便於儲存避難物資，每個人可以分配到的生活空間大於緊急避難場所，更適合長期避難。

你可以在戰前先彙整郊區親友的住家位置，根據以下要素篩選出最合適的避難所，再跟親友討論，是否能撤離到他們的郊區住所。若是沒有親友居住近郊，可考慮前往位在非人口稠密區、由政府提供的避難所。

選擇郊區避難所時，建議具備以下要素：

❶ 要有足夠的水源

持續穩定的水源可以在戰爭期間節省我們尋找或獲得飲用水的代價。

❷ 周邊有山丘

山丘可以形成一定的隱蔽與保護區域，地形的阻隔可以減低砲火打擊的機會。

❸ 附近沒有重要的交通要道

交通要道將是兩軍必爭的重要地區，身處在這樣的區域內，很容易受到砲火的波及。

❹ 周邊沒有重要的軍事設施

軍事設施容易成為戰時的攻擊目標，所以你的長期避難所應該遠離這類地點。

❺ 距離市區不要太遠的郊區

假如道路受到攻擊破壞，使得我們無法依賴交通工具，只能靠雙腳走到避難所時，就必須選距離市區不太遠的郊區。花越多時間在路上行走，就意味著越高的風險。

❻ 遠離敵軍登陸點的沿岸區域

第六章會列出敵軍可能的登陸點，這些區域海岸線往陸地方向5~10公里範圍內，容易成為後續的攻防交戰區，需要盡量避開。

你必須根據以上6個要素，選出鄰近大城市的郊區長期避難所。然而，郊區的缺點是不容易保證持續獲得物資，因此相當仰賴事前的儲備以及戰爭環境下補充物資的應變能力。事先準備避難相應的物資，也是一筆額外的金錢負擔。

此外，在對外聯絡中斷的情況下，居住在郊區也較不容易掌握外界局勢。一旦社會治安與秩序崩潰，你更必須獨自應對。但相對於居住在容易遭受攻擊的城市，撤離至郊區依然是比較安全的選項。

◆ 次佳選擇 ✓ 自宅或城市避難所

如果你因為各種原因無法前往或抵達郊區避難所，只能留在都市的住所或避難所，這時你必須注意兩件事：

❶ 避開可能的交戰區

高風險的交戰區域，如：西部海濱、東部海濱；北部地區重要的行政、軍事指揮機構；全島各地的機場，以及重要河川的橋梁。

❷ 選擇距離軍事設施 1 ～ 2 公里範圍外的避難所

如同前述，這些軍事設施有很高的機率會成為戰時的攻擊目標。

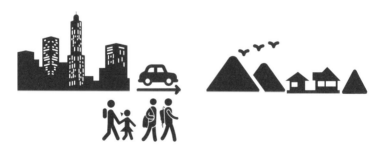

▲當原本的居住環境無法支撐長期避難時，建議移往周圍有山丘保護、水源足夠的郊區。

如果你居住在鄉下

鄉下通常不會是戰爭第一波攻擊的主要目標，因此相對安全，但你仍必須注意自宅是否位在海岸線向內陸延伸5～10公里的範圍，因為這是黃金48小時之後雙方登陸／反登陸作戰的可能交戰區域，集中在台灣西部沿海或東部沿海地帶。

如果你居住在登陸作戰的可能交戰區域，建議你在敵軍與我方軍隊爭奪灘岸階段之前，就撤離到靠近山脈的鄉間避難所，避難所的地點選擇如同前述，盡量挑選有足夠水源、且周圍有山丘的避難點。

最後再次提醒，**你應該至少到選定的長期避難所實地勘察一遍**，然後將這些地點與家庭成員充分溝通，確定所有成員都知道避難地點的位置，並開始規畫撤離路線。確保在任何突發情況下，所有成年的家庭成員，都知道該如何抵達約定好的長期避難所。這時，我們就需要規畫撤離地圖。

 靠海較危險

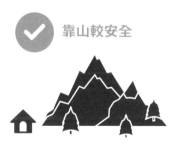 靠山較安全

▲長期避難所盡量選擇靠山的地方，不選沿海地帶，避免在登陸作戰階段遭到波及。

3.4 繪製撤離地圖

戰爭爆發後，陸上交通會因為大量疏散的車流與人潮而壅塞不堪，以致無法通行，為了盡快抵達避難、疏散場所，我們必須依照通行的難易程度，事先評估這些道路的可行性，然後規畫撤離路線。分為「開車」、「徒步」兩種撤離路線規畫。

▌如何規畫「開車」撤離路線？

採用車輛移動的優點是具備機動能力，可以視當下的情況迅速改變行進方向，但缺點是必須依賴道路，而且移動能力又取決於道路的通暢程度。因此，建議依循以下步驟繪製路線，來排除路線上的危險地段（也適用於騎機車、電動／一般腳踏車者）。

Step1 設定起點、緊急集合點及終點

以後面「開車撤離路線示範地圖」為例，假設路線的起點為自家住所，緊急集合點為捷運站門口，終點則是郊區的長期避難所。

Step2 排除高架道路、高速公路、快速道路

高架道路、高速公路、快速道路都具有封閉性的特點，一旦撤離時行駛在這些道路上，可能因為前方封閉、損毀或管制而無法離開，也無法繼續行駛到撤離地點。

Step3 盡量排除隧道

隧道是封閉性的交通系統，一旦毀損或堵塞很容易被困在裡面，戰爭時期應盡量避免駛入。

Step4 避免路線通過危險軍事設施區域

事先在地圖上標注軍事單位或基地的位置，一來是戰爭時這些地點容易成為敵人預設的攻擊目標；再者這些單位為了防禦，也會在周邊加強警戒或布置掩體，繞開這些地點可以避免不必要的風險，也能降低這些軍事單位採取防禦行動時所造成的困擾。必須注意的是，**即使是平常時期閒置或廢棄的軍營，在戰時也有可能會駐紮軍隊，或者有防空陣地移防，而成為可能被攻擊的地點。**

規畫撤離路線時，最短路線不一定是最適合的路線。

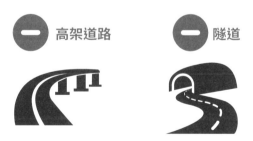

▲避免開車進入高架道路或隧道，這些地方容易因炸毀崩塌導致駕駛受困。

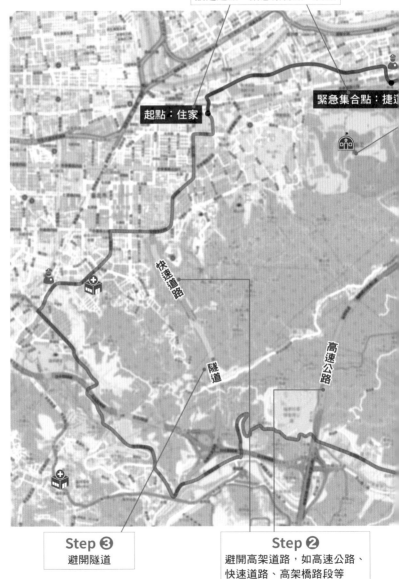

開車撤離路線示範地圖

Step ❶
設定起點、緊急集合點、終點

緊急集合點：捷運

起點：住家

快速道路

高速公路

隧道

Step ❸
避開隧道

Step ❷
避開高架道路，如高速公路、
快速道路、高架橋路段等

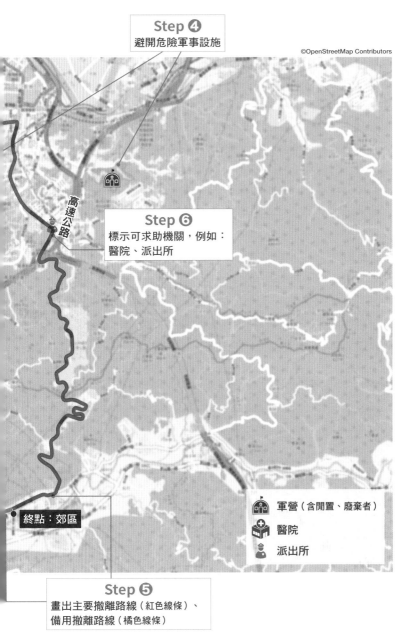

Step ④
避開危險軍事設施

©OpenStreetMap Contributors

高速公路

Step ⑥
標示可求助機關，例如：
醫院、派出所

終點：郊區

軍營（含閒置、廢棄者）

醫院

派出所

Step ⑤
畫出主要撤離路線（紅色線條）、
備用撤離路線（橘色線條）

Step 5 預先規畫替代路線

原先規畫的撤離路線（如後面「開車撤離路線示範地圖」中的紅線）可能在戰爭期間被毀損，因此必須規畫替代路線（如上述示範地圖中的橘線）。

在這張示範地圖中，路程最短的替代路線原本應是經由快速道路、隧道前往郊區，但是高架橋和隧道若被炸毀，會損及行車的安全，所以最好還是要走地面道路，比如地圖中的橘色路線。

Step 6 標示可求助機關

可在路線圖上標示撤離路線沿途的支援機關，例如：ⓐ派出所、ⓑ學校、ⓒ便利商店、ⓓ醫院……。有需要時，就能即時前往求助。不過戰爭時期情勢難料，沒有人能事先確認屆時這些商家或機關是否仍有人留守。

Step 7 同行車輛數量與通訊方式

最後要注意，如果撤離過程會使用一部以上的車輛，最好事先約定車輛與車輛之間的聯繫方式，在仍有行動通訊服務的狀況下可以利用彼此的手機，又或是準備小型手持式無線電對講機並約定好共同的使用頻率，才能避免在撤離過程中失散。

汽車上要準備的物資清單

品項	用途	數量
油量、電量／電動車電量、電壓	確保行駛至目的地的油量	
備胎	爆胎時更換	
更換備胎工具	更換備胎時使用	
保暖毯	必須在野外過夜時保暖	
急救包	緊急醫療用	
滅火器	生火或車輛著火時，緊急撲滅火勢	
拖車繩	車輛故障時脫困用	
手動抽油管	將汽油從備用油桶中，加到汽車內	

如何規畫「徒步」撤離路線？

徒步撤離的優點是撤離路線擁有最大的彈性，不會發生塞車以致受困車陣的麻煩，只要避開渡河和地形阻隔，就能到達預設的避難地點。規畫徒步撤離路線時，必須特別注意，所使用的地圖最好具備高程資訊的等高線（能顯示特定地點高低落差程度的資料），才能確保選擇的路線是平地或緩坡、避免高低落差太大造成體力或時間估算失準的問題。路線規畫步驟如下（前5項注意細節和前文「開車」撤離路線一樣）：

Step1 設定起點、緊急集合點及終點
Step2 排除高架道路、高速公路、快速道路
Step3 盡量排除隧道

Step 4 避免路線通過危險軍事設施區域
Step 5 預先規畫替代路線
Step 6 標示休息或補給地點

　　徒步撤離的移動速度比較緩慢，在規畫時的考量重點與登山健行一樣，可以根據同行者腳程以及體力，在每1～2小時的行程裡預先規畫休息或補給地點。休息與補給地點同樣可選擇便利商店或是學校、派出所等機關的位置，在需要時比較容易取得協助或得到保護。此外，規畫時也應該注意：

❶以體力最差者的步行能力為準

　　長期避難所要盡量位在半個白天（約5～6小時）就能走到的距離，並且要以身體狀況最弱或最差的人能步行的距離為準。如果天黑還沒有到達，領頭的人就必須負責找尋合適的野外過夜地點。

❷行走在一般道路的路肩

　　步行路線不要走小路，小路的行車和行人通常較少，萬一需要求援很難獲得幫助，走在一般道路的路肩比較安全。

❸一起撤離的人數

　　多人一起移動會比獨自行動來得安全。

❹以狼群移動的方式行走

　　多人一同徒步撤離時，最好由熟悉路線的人擔任領頭者，由身體狀況以及體力最好的人殿後，年紀較小及身體狀況較差的安排在中間，以狼群移動的方式行走，這樣可以有最好的保護作用，也比較不易有人因掉隊而失散。行動全程所有人都必須保持在眼睛能看得到的目視範圍，由殿後

狼群式移動隊伍

領頭	中間	墊後
熟悉路線的人	體力較差的人	體力好的人

▲步行時，所有人都要保持在目視範圍內。由熟悉路線的人領頭、體力最佳的人殿後。

的人負責決定隊伍中是否有人體力不足，必須臨時停下來休息。

❺ **負重與分配**

由於隊伍中每個人的負重能力不同，因此出發前必須依照體力與健康條件，分配所攜物品的重量。如果重新分配過重量，減輕的一方必須記錄是由誰幫你揹負物品，當抵達預定目的地時，才能取回必需的物品。

最後，**不論是開車或是步行，建議都要等到防空警報解除或白天有充足光線時，才開始撤離到長期避難的安全地點。**此外，按照撤離目的地的遠、近區別，可能會有「步行」、「開車」或是「部分開車、部分步行」的路線規畫，必須按照個人實際的情況事先擬定。

3.5 撤離計畫確認清單

完成撤離計畫後，**務必向家人詳細說明撤離計畫，並發給每人一份紙本的撤離地圖與確認清單**（如下表）。啟動撤離計畫前，也要確實填寫本書所附摺頁的檢查卡，確認自己已經攜帶避難包、完成絕大部分的準備工作。

撤離地圖記得要拍照存放於手機中，這是確保計畫成功的重要策略，也是避難時整體安全的一環。

撤離計畫確認清單	
緊急集合點	1
	2
長期避難所	地址
緊急聯繫人／手機號碼	
家人姓名／手機號碼	1
	2
	3
	4
出發前確認事項	□隨身避難包、腰包
	□長期避難所鑰匙
	□撤離路線地圖（列印紙本，並手機拍照留存）
	□撤離計畫清單
	□撤離交通工具
	□汽車上要準備的物資（見第3.4節）

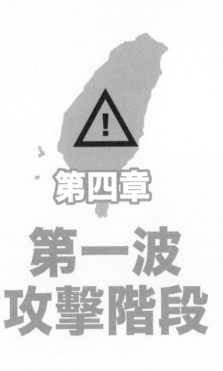

第四章

第一波
攻擊階段

第一波攻擊階段

· **持續時間**：48小時或更短。

· **主要攻擊形式**：各式火箭或飛彈、以波次進行的空襲轟炸。

· **平民準則**：遠離主要轟炸目標2公里以上、尋找掩蔽物躲藏。

戰爭是人類所有暴力的總和，一旦和平走到終點，我們要非常清楚知道開戰已不可避免，必須開始為自己以及家人做好戰爭的準備。

所謂的「第一波攻擊階段」，是指防空警報響起後0～48小時，這段期間台灣將可能面臨密集的飛彈轟炸，作為這場戰爭的前導。

這個階段同時也是一般平民能否在這場戰爭中存活下來的第一個關鍵時期，這意味著若你所做的準備越充分，就越有機會把握住這段「黃金求生48小時」存活下來。

儘管度過第一波攻擊過後，緊接著或許還要面臨敵我雙方對制空與制海權的爭奪、登陸與反登陸作戰、城鎮作戰……等歷程。戰火有可能延燒數年之久，也有可能幾個月內就來到終戰階段，沒有人知道答案。

以下謹將這個階段平民必須注意或是要有心理準備的事項，以重點、簡要的方式條列出來，以便幫助大家記憶，並且在需要時有所依循。

第一波主要轟炸目標

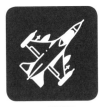 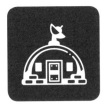 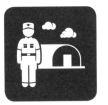

軍機場　　　　雷達站　　　軍事指揮所及基地

以海島攻防戰而言，「第一波攻擊階段」主要的轟炸目標將是台灣本島以及澎湖、金門等外島上可以起降軍機的機場（包括軍民合用的機場）、分散在各處指揮防空的雷達站台、防空飛彈陣地、全島各處軍事設施，以及重要的軍事指揮控制單位（國防部、陸海空三軍司令部及指揮部）、通信基地與節點（通信網路的連接點）。

接著遭受攻擊的可能是台灣中央政府各部會辦公處（總統府、行政院、立法院、經濟部、內政部等）。此階段敵方的目的是盡可能在無預警的情況下，猝不及防削弱我方空軍對抗及防空作戰能力，並癱瘓中樞臨戰指揮與各地的通訊管道。

在戰爭的這個階段，平民（也就是你）的危險係數，將視你的住所與可能被轟炸目標之間的距離和方向而定。

▍飛彈爆炸和衝擊波產生的可怕景象

不論敵方武器的命中率多高，飛彈、火箭、砲彈等投射彈

113

頭在落地後，由於本身的動能以及爆炸的威力，會對落點附近的所有物體造成巨大的毀傷與破壞，其範圍因不同的彈道與彈頭炸藥的裝藥量而異。此外，遠程火箭、彈道飛彈在空中被防空飛彈攔截時造成的碎片殘骸，也會撞擊到周邊的建築和人群，造成嚴重傷害。

這些爆炸產生的破片以及衝擊波激起的碎片，是戰場上傷亡的主要來源。遇到爆炸時，除非你能伏低躲在有裝甲加固保護的汽車內，或是全身隱蔽在鋼筋、水泥等堅固掩蔽物後方，否則若是距離爆炸一定範圍內，人體很容易被這些彈片或碎片貫穿，造成嚴重的外傷或大量失血，幾乎很難生存。

爆炸瞬間產生的高溫氣體會迅速向外膨脹，足以引燃所有距離落點很近的易燃物，包括衣物在內。高溫氣體也會對人體造成嚴重的燒燙傷。

如果彈頭裝藥是溫壓彈，除了破片、震波與高溫氣體外，溫壓彈劇烈燃燒的金屬粉末甚至會消耗爆炸點附近的氧氣，導致接近落點的人員可能會因吸不到氧氣而窒息。

因此，距離打擊目標越近，你的危險係數就會越高。

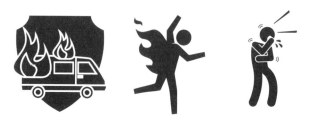

▲飛彈爆炸會引燃落點附近的易燃物；如果彈頭裝藥是溫壓彈，還可能造成落點附近的人缺氧窒息。

▌如何確認住處是否位於危險位置？

第一波攻擊階段可能遭到轟炸的機關,分散在台灣各處,這些機關的詳細位置事涉敏感,我們無法在書中逐一標定,你可以藉由國防部網站,或是網路上的地圖確認住家是否位於上述機關周邊2公里的範圍內。

建議在網路仍暢行無阻的平常時期,就查詢了解住家、工作場所附近的重要軍事設施,以便做好相應的準備,否則戰爭來臨時水電都可能中斷,遑論網路。

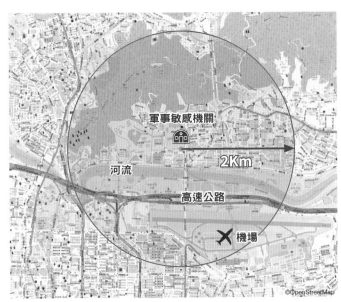

▲如果住家位於機場等重要交通設施或軍事敏感機關2公里以內,危險係數較高。

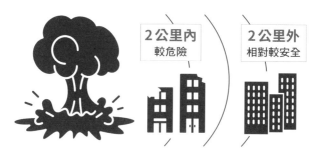

▲危險係數與打擊目標的距離有關。因此，戰前就必須查詢住家附近是否有可能被打擊的目標。

4.1 度過第一個小時

　　距離決定了戰爭發動的方式。整段台灣海峽水域最窄處是福建平潭島與新竹商港之間，直線距離約為 130 公里；最寬處是屏東的貓鼻頭到福建東山島的澳角，直線距離約為 410 公里。海峽的平均寬度為 270 公里，大約是從台北市中正紀念堂出發到台南奇美博物館的直線距離。

　　台灣海峽的寬度並不寬，對於現代的遠程火箭以及巡弋飛彈、彈道飛彈來說，整個台灣無論西部或東部，都會涵蓋在這些遠程武器的打擊範圍內，因此我們可以預期一旦戰爭爆發，首波來襲的很可能會是大量且高密度的各類遠程火箭、巡弋飛彈和彈道飛彈，而這些武器所設定的目標應為前述的軍事敏感地點。

　　除了特殊目的外，戰爭的目標通常都是摧毀武裝部隊的有

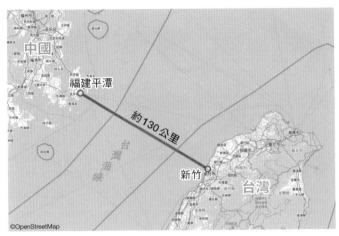

▲台灣海峽最窄的水域，是福建平潭到新竹商港，距離約130公里。

生力量（泛指有戰鬥力的部隊）或防禦體系，很少會以一般平民做為目標，這也是為什麼美軍對於戰爭中平民的死傷，通常都會用附帶傷害（Collateral Damage）作為描述。

　　以台海戰爭而言，敵軍一旦點燃戰火，應會在第一波攻擊中盡可能削弱爭奪空優的阻力，突襲的時間可能是在凌晨2～4點左右，除了利用人們在睡眠時放鬆警戒的傾向外，在這個時間點攻擊，才能趕在「始曉」（太陽出來的時間）前發動第二波補充攻擊。以下我們將模擬台海戰爭的進程，說明該如何從這48小時安全活下來。

凌晨 2 ～ 4 點

◀若敵軍發動突襲，
第一波攻擊可能會
在凌晨2～4點左
右展開。

階段1 警報響起 ➡ 約3分鐘 ➡ 飛彈落地

　　當飛彈來襲時，我們唯一能提前獲得的警示，是部署在全
島各地雷達站台所探測的情報。這些雷達站台一年365天，
一天24小時不間斷對空偵測，搜索朝台灣上空飛來的各種
空中飛行物體。

　　目前台灣防空警報的定義，係指自臺灣本島沿海邊緣70
海里（約80英里）、澎湖地區沿海邊緣起65海里（約75英里）
為警報發放線，在空軍作戰指揮部空中管制中心（簡稱
ACC）獲知敵機或不明機航跡，判明有進襲臺灣本島及澎湖
地區之可能，並進入我警報發放線以內時，即下達緊急警報
命令；外離島部分則由各防衛部、守衛部就其防區狀況決定。

　　70海里約當130公里，若以2倍音速換算，我們從偵測到
飛彈入侵警報發放線，到飛彈落地，大約有3～4分鐘的預
警時間。

▲飛彈從偵測警報響起到落地，只有大約3分鐘的預警時間。

階段 2 就地避難

這場戰爭的序幕，多半會在某一個漆黑的夜晚，大家被手機的國家級警報及全島同步施放的空襲警報驚醒開始。

當警報響起時，你可能在家裡或室內、可能在市區或戶外、又或者搭乘大眾運輸系統、在開車或騎車……，無論你身在何處、正進行什麼活動，都必須盡快應變，就地避難。

就地避難的重點是：遠離窗戶和玻璃、尋找掩蔽、採低伏臥倒姿勢，並注意保護頭部和肺部。建議你不妨事先假想模擬，遇到每一種情況時，各自應採取何種應變措施。

請記住，接下來很長一段時間你都必須假設，政府或社會的救濟或救難措施是不存在的，你必須依賴你自己。

台灣的防空警報與聲響示意圖

❶ 收到警報通知

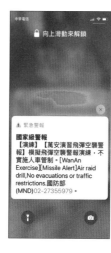

◀ 第一波空襲來臨時，手機應會收到警報通知，從警報聲響起到飛彈落地，推估約僅3~4分鐘時間。（圖為萬安演習時發布的警報通知）

❷ 防空警報聲響

1長聲2短聲，長聲15秒，短聲5秒，每次間隔5秒，總共115秒。聽到後應立即準備避難。

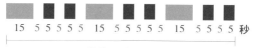

15　5　5　5　5　5　15　5　5　5　5　5　15　5　5　5　5　秒

├─────────────────────────────────────┤
總共115秒

❸ 解除警報聲響

長聲90秒表示防空警報解除。

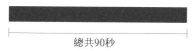

├─────────────────────────┤
總共90秒

* 讀者可以至 YouTube 搜尋實際的警報聲響。

III▶ 警報響起時，你在家裡或室內

❶ 穿上衣服、嘴巴微張（避免氣胸）

❷ 遠離窗戶或拉上窗簾、鐵捲門

❸ 移動到無窗戶空間（通常是浴室）

❹ 若距離爆炸地點近 ➡ 臥倒或蹲坐避難

　　當接獲防空警報後，你首先的動作除了穿好衣服、嘴巴微張（避免產生氣胸）外，就是必須遠離任何房間窗戶的玻璃，若能拉上窗簾或鐵捲門更好。因為隨後爆炸產生的衝擊波可能會震破窗戶的玻璃，四處濺射的各種高速碎片可能會造成你以及家人嚴重的割傷，拉上窗簾或鐵捲門便是為了稍加減緩這些碎片的速度。

　　但在拉下鐵捲門之前，須考慮接下來可能會面臨斷電或變形而無法打開的狀況，除非你的鐵捲門能手動開啟、或有預留可手動開啟的小門，否則請務必留下至少一個成年人可鑽

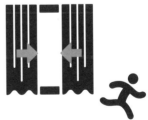

▶接獲防空警報時，如果在室內，要盡快關上窗簾並遠離窗戶，因為爆炸衝擊波可能導致玻璃飛濺四射。

出的高度，不要完全拉下，以免反而受困屋內。

此時切勿離開住所衝到街道尋求避難，因為現代建築大量使用的玻璃帷幕，可能會在爆炸的衝擊波中遭到大面積的破壞。高速下墜的玻璃跟子彈一樣危險，這些從天而降的玻璃碎片會讓你在街道尋求避難時，受到致命的傷害。

◆ 臥倒或蹲坐，正確的防禦姿勢

此時最佳的策略是找到一處沒有窗戶的房間，然後緊靠牆根與地板後，採低伏蹲坐或臥倒姿勢，用雙臂支撐上半身，將胸、腹部微幅抬離地面。尤其注意**務必讓胸部離開地面，因為強烈的爆炸衝擊波帶來的空氣壓力差，可能導致人體肺部或內臟受傷。**

如果從火光可以判斷你距離爆炸點很近，請記得臥倒或蹲坐時**保持嘴巴微張**，避免衝擊波產生的大氣壓力差使肺部急速擴張而受傷。

降低衝擊波影響的防禦姿勢

❶臥倒　　　❷四足跪姿　　　❸蹲坐姿勢

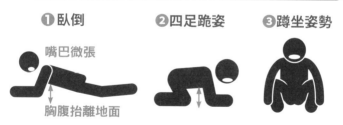

嘴巴微張

胸腹抬離地面

▲飛彈來襲的正確身體防禦姿勢是❶臥倒，在室內有牆掩蔽時也可採❷四足跪姿或❸蹲坐姿勢。基本原則是將身體伏越低越好，但須注意：務必將胸部抬離地面；距離爆炸點較近時，須保持嘴巴微張。

◆ 無窗、隔兩道牆，最安全的躲避位置

如果所在室內的每一個房間都有窗戶，那麼就要謹慎選擇臥倒或蹲坐的位置。你可以試著在夜晚從窗外用手電筒照射，或觀察白天陽光照射進屋內的情形，無法被光線照亮的那一面牆，就是房間的安全區域。無論是臥倒或蹲坐，都讓頭部位在距離窗戶最遠的方向，亦即，臥倒時腳朝窗戶、頭朝牆壁；蹲坐時則背部背向窗戶，讓頭部朝裡以便遠離窗戶。

另一個選擇房屋中安全區域的方法，是「兩道牆原則」(The rule of "two walls")，也就是至少躲在兩道牆後面，第一道牆可能會在爆炸時倒塌，第二道牆則可以承受四處飛散的碎裂物等。因此，躲在住宅中兩道牆的後面是較安全的。

解除警報發布後，除非外面有人大聲呼喊，或是擴音機發出疏散指示，否則請不要移動，冷靜下來，不要慌張也不要好奇，靜靜待在屋中等待天亮。一旦天亮可以看清楚地面後，再開始收拾事先準備好的避難、疏散物資，按照事前所做的計畫，與家人出發到更安全的避難所。

兩道牆原則

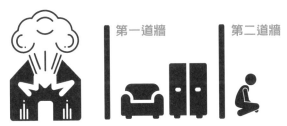

▲與外界隔有兩道牆的房間，是空襲時相對安全的躲藏處。

房屋中最佳避難位置

用手電筒從窗外往房內照射，無法被照亮的那面牆，通常是較安全的避難位置。

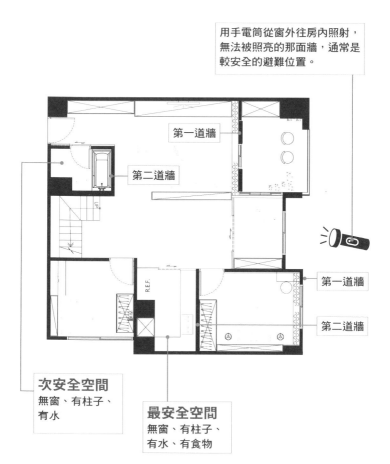

第一道牆

第二道牆

R.E.F.

第一道牆

第二道牆

次安全空間
無窗、有柱子、有水

最安全空間
無窗、有柱子、有水、有食物

▲空襲警報響起時，建議趕緊躲在沒有窗戶的房間。

III▶ 警報響起時，你在市區或戶外

❶ 嘴巴微張（避免氣胸）

❷ 遵循疏散指揮或尋找緊急避難所：捷運站、地下道、地下停車場或大樓地下室

❸ 遠離玻璃帷幕大樓、尋找不易受爆炸碎片波及之處
➡ 蹲低或趴下（胸部離地）➡ 保護頭部

聽聞警報聲響時請不要慌張，如果有警察或民防引導人員在現場，請遵循他們的指揮進入緊急避難所。

如果周遭沒有人指揮，請不要奔跑，立即尋找掩蔽物。都市地區最安全的躲避空襲地點是地下捷運站，或是地下道這類頂部有遮蔽的建物。但必須注意，捷運在非營運時間（半夜至凌晨時分）會關閉入口，民眾將無法入內避難，屆時可能必須破壞入口或是尋找其他遮蔽物。

如果你所處的位置沒有捷運站或地下道，你可以選擇貼著大樓牆面或是騎樓的柱子，但需要特別注意大樓上方是否有玻璃帷幕。玻璃外窗可能會因爆炸而大面積碎裂崩落，高速墜下的玻璃就像子彈，會輕易奪取人命，威力絕對不容小覷，你必須避開可能會被玻璃擊中的位置，等到爆炸或警報結束後再開始移動。

若不幸四周都是玻璃帷幕大樓，而且你來不及躲到巷子裡或騎樓下，此時建議盡量往道路中央移動，遠離可能掉落的外牆裝飾板、碎玻璃，然後盡可能蹲低臥倒，但胸部要離開地面，並用雙手或身上的背包保護自己的頭部。如果從火光

判斷自己距離爆炸點不夠遠，同樣須保持微張嘴巴以避免肺部受傷。

爆炸結束後，你可能會看到地面布滿炸碎的玻璃、金屬、水泥碎塊，和大規模損壞的車輛、建築物，許多人會受傷流血甚至地面上四散殘缺的肢體，你必須對這些可能出現的戰爭景象有心理準備。

此外還要留意遭到破壞的設施是否有失火風險，例如傾倒的電線桿、瓦斯管線、加油站或汽車等，並盡快遠離。

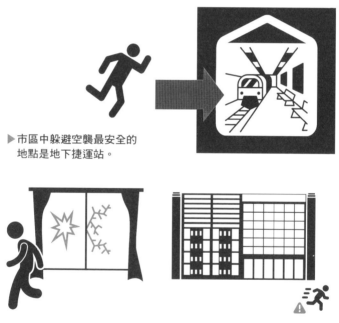

▶市區中躲避空襲最安全的
地點是地下捷運站。

▲遠離任何窗戶和玻璃帷幕大樓，震飛的玻璃碎片有可能讓人致命。

▮▶ 警報響起時，你正行駛在道路上

❶ 嘴巴微張（避免氣胸）

❷ 減速、安全停靠路邊

❸ 躲進地下道或排水溝、地下停車場

❹ 若找不到地下掩蔽物，則躲在已熄火的大型車輛下

❺ 蹲低臥倒、胸部離地、保護頭部

❻ 打開收音機，等警報結束，才前往避難所

　　警報響起後，如果你正通往高架道路，或行駛在高架道路上，請盡快駛離高架道路，因為高架道路的任何一截橋面若因被炸而崩塌，都會讓你困在上面，即使棄車也無法徒手攀爬回到地面。同樣道理，也建議盡可能避開隧道等路段，以免被炸受阻或進退兩難。

　　如果你行駛在一般平面道路上，必須自行注意或提醒駕駛注意後方來車並慢慢減速，熄火停車後盡快躲進排水溝，或是路邊的捷運站入口、公車候車站這類有頂蓋保護的建築物，但切記不要靠近未熄火的車輛，否則若車輛爆炸起火，你會遭到波及。盡量蹲下或臥倒才能躲避震波或是爆炸時飛濺的碎片，減少傷害。

　　假如附近沒有遮蔽物，你可以將車輛停至路邊、熄火後留在車上，身體伏低於車窗之下，並用外套或背包保護頭部、嘴巴微張，絕對不能坐直，否則一旦車窗被震碎，頭部和身體將會直接承受衝擊；或是躲在路邊已完全熄火停止的大型

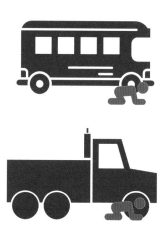

▲飛彈警報響起時，正行駛在道路上的駕駛，應該盡快停車、熄火，留在車上或躲在已熄火的卡車或公車旁。

車輛如卡車或公車底部，同樣伏低臥倒、保護頭部，並記得胸口離開地面、嘴巴微張。即使是最便宜的車輛，車殼的金屬鋼板依然能夠提供保護能力。最後，打開收音機透過廣播接收關於轟炸的資訊，並靜待爆炸或警報結束。

請記住，生存才是此時最重要的考慮。

階段 **3** 防空警報解除 ➡ 確認身體是否受傷

爆炸產生的破片通常是造成傷亡的最主要原因，如果有人非常不幸被破片穿透四肢或是斷腿、斷臂，這種情況只能在第一時間盡快使用止血帶，避免大量失血，再送醫急救，除此之外別無他法。

高能量爆炸還會產生非常危險的衝擊波，爆炸點周圍的氣壓會突然升高，即使躲在遮蔽物後方，身體雖沒有明顯外傷，但是人的臟器或肺部可能嚴重受創，甚至發生危及生命的氣胸或血胸。因此在爆炸後，你必須注意自己吸氣時腹腔是否劇烈疼痛？呼吸時是否咳血？如果嘴角出現帶血的泡沫，可能代表肺部出現嚴重損傷。氣胸的治療非常專業，必須使用減壓刺針釋放壓力，一般人無法處理，只能盡快尋求緊急醫療支援。

如果想要提前防範氣胸的情況，在飛彈警報響起時就一定要記得嘴巴微張（一直保持微張直到警報解除），避免氣壓的劇烈變化導致肺部急速擴張而受傷。

除了觀察自己的身體狀況，你還要注意家人是否受傷，特別是年紀尚小、無法明確表達自身情況的孩童。你必須檢查孩子有沒有外傷，然後觀察他的呼吸是否變得急促、眼角嘴角和耳鼻是否滲血，如果有滲血就代表可能有內傷，一定要盡快尋求醫療協助。

階段 4 建立通訊管道 ➡ 報平安

不論是避難或是疏散，一旦防空警報解除或抵達安全的避難所後，就須盡快建立通訊管道。第一件要做的事情是讓家人或他人知道你在哪裡，尤其是你需要協助或別人有緊急事情想要找到你時，更需要讓外界知道你的所在位置。

由於戰爭的影響，此時手機或電話線路可能都會失效，因此通訊管道就只能依賴最原始的方式，比如收發 SMS 手機簡訊、收聽廣播，或向附近同樣避難的人求助。

如果有手持式無線電對講機，可以把對講機打開，鎖定在公共或與家人聯繫的頻道。

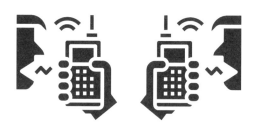

▲空襲警報解除、確認安全後，就要開始用手機簡訊或無線電對講機聯繫家人。

4.2 第一個戰火下的黎明
➡ 準備撤離

在經歷一整個夜晚的火光與爆炸聲響後，天際開始迎來曙光。充分的光線為行動帶來安全，一旦爆炸聲停止時，你就要帶著家人進行下一階段的行動計畫。

強烈建議住在大城市裡的人，在天亮後就要盡快開始撤離至郊區，因為城市將開始遭受更密集的轟炸、成為城鎮作戰階段的交戰地帶，生活環境快速惡化、物資極度缺乏，除非受到駐守軍隊的保護，否則你只能依賴個人的動物本能跟求生意志。但如果錯過這個時機，之後再想撤離，就會更加危險且困難，因此，想要保全生命，最好的方法就是提前撤離危險區域，避免各種戰場傷害，你可以依循以下的撤離流程。

Step 1 檢查通訊

天亮後，在緊急搶修下，部分地區受損的通訊以及電力線路可能暫時恢復，如果你在外尚未與家人會合，就要利用這段時間聯繫家人；如果你已經與家人會合，你們就可以開始準備Step2的撤離程序。

請注意，由於線路不穩定，且大家都需要通訊，而發生壅塞無法打通的情況，你必須有耐心完成以下事項：

❶ 趕回家與家人會合；或是前往緊急集合點等待家人，再一同前往長期避難所。

❷ 如果無法與家人取得聯繫，你還是必須按照預先的撤離

計畫，前往長期避難所。也因此，在準備撤離計畫的前期，與家人溝通非常重要，你必須確定所有成員都知道該如何抵達長期避難所。

❸如果長期避難所是親友的郊區住家，請告知對方你們有多少人、預計何時出發、何時抵達。

Step2 清點物資、補貨

在前往長期避難所前，你必須依照檢查卡所列的生存必要物資，一一清點並收拾避難包。應急以及避難所需的詳細物資清單，已表列於本書所附的檢查卡摺頁，方便參考。

如果已按照本書所列物資清單提前準備，此時應不需要再另行採購物資。如果沒有備齊或覺得物資仍不足，此時必須有心理準備，商店中的食物、飲水、藥品、衛生用品可能會被搶購一空（甚至可能會出現無政府狀態的搶掠行為），你必須為需要補充的物品擬定優先順序，先補充急需的，而非必要的物資即使買不到也沒有關係，不需要為了補齊物資而影響你的撤離計畫。

請記住，留給你的這個時間窗口（time window）非常寶貴。

如果還有最後一點安全採購的時間，建議優先補充食物、藥物、電池這三種物資。

此外，戰爭時期的金融卡、信用卡、LinePay等現代支付體系可能無法運作，因此你必須在身上維持一定數量的現金，但隨身帶的現金數目不能太多，以免引起盜賊覬覦。

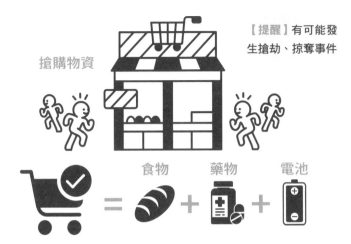

▲在前往長期避難處所前，若還有安全的空檔時段補充物資，建議優先購買食物、藥物、電池。

【注意】現金必須有一部分預先換成較小面額的紙鈔，在需要支付時就不需要對方找錢。

Step 3 著裝、行前檢查

確認物資準備充分後，若時間許可，離開住處前請換上：

❶容易活動、材質最好是純棉或純羊毛等天然織物的外套或衣物，因為爆炸或是燃燒產生的高溫會使尼龍（Nylon）、聚酯纖維（Polyester）等人造纖維衣服熔化，進而沾黏在皮膚上導致更嚴重的燒燙傷。需要注意，冬季羽絨衣的表布材質多半仍是聚酯纖維、羽絨中又有空氣，

遇火很容易燃燒。

❷ 選擇耐磨長褲，行動上更便利。

❸ 帽子是很重要的頭部保護與保暖的配件，即使只是一般鴨舌帽也很好。

❹ 衣物、帽子、配件請不要選擇醒目的顏色，也不要穿戴容易與軍人制式服裝混淆的款式，性能更好的「戰術衣」反而會被誤認為軍事人員，招來不必要的麻煩。

　　請提醒隨行的家人們，前往長期避難所的路上，無論發生任何情況，不要驚慌也不能走散，更不要讓兒童離開視線。

　　如果家中有嬰幼兒，請大家以嬰幼兒推車或是抱著嬰幼兒的成人為中心集體移動，建議在嬰兒推車或是抱著嬰兒的大人身上，別上明顯的識別布條或是顏色明亮的圍巾，即使在人群中也能清楚辨識。

　　如果家中有寵物，請記得放進寵物攜行箱，因為疏散過程中若遇到爆炸聲，再溫馴的寵物也會驚嚇狂奔，此時，你沒有多餘的時間、也不該浪費時間尋找寵物。你的目的是讓自己以及家人生存下來，切記。

　　出門前請檢查家中的水電、瓦斯是否都已關閉，窗戶可能因為鄰近爆炸地點而破裂受損，因此貴重的物品應鎖於能上鎖的櫥櫃中。

　　最後要記得鎖上屋門，前往緊急避難所或預先計畫的長期避難所。離開前請務必做最後一次檢查，因為一旦你離開居所，很可能在戰爭結束前都不會再回到這裡，也不要因為有東西遺漏必須冒風險折返。

出門前檢查要點

❶家有嬰幼兒

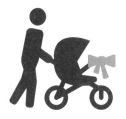

▲嬰兒推車或是抱著嬰兒的大人，
應該別上明顯的識別布條。

❷家有寵物

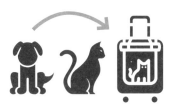

▲寵物務必放進攜行箱中。

❸關上水電瓦斯

▲撤離前，要確認家中的水電、瓦斯全部已關閉。

❹鎖上門窗

135

Step4 交通安排

我們可以假設第一波攻擊的主要目標是機場以及各種軍事設施，對於道路的破壞將十分有限，因此沿著道路移動到長期避難所會是比較好的選擇。

如果住所到避難所的距離太遠，步行無法抵達，建議選擇自用小客車（或是摩托車、電動腳踏車）為交通工具。上路前一定要檢查車子的燃料或電瓶是否充足，能夠到達避難所（還要考慮因意外必須繞路行駛的距離），因為戰爭發生時，您可能無法完全按照原先安排的撤離路線行駛。

獨自開車者可以與友人或其他家人組成車隊前往目的地，或是協助沒有自用車的朋友一起避難。急難之下互助合作，多一個人就是多一分力量。

如果沒有自用交通工具，而且住處附近有可能遭到攻擊的目標時，建議步行前往避難所（請見第3.4節〈如何規畫「徒步撤離」路線？〉），或是搭乘政府提供給平民的疏散交通工具，相關資訊可以透過廣播得知，因此一定要備有收音機。

多人共乘　　　組成車隊　　　政府疏散公車

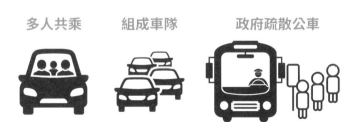

▲在撤離途中，多人開車同行一定比單獨行動安全。沒有交通工具的人，則必須考慮步行或是等待政府提供的疏散公車。

開車撤離的行前檢查

❶ 檢查車上避難物品

清點車上的避難物品。
（➡交通工具檢查清單參見3.4節）

❷ 檢查油箱油量／電動車電量、電壓

開車上路之前，一定要確認油箱的油量能滿足旅程所需，因為路上的加油站不一定能加油，即使能加油也一定大排長龍。如果可以提前在車內準備汽油的手動抽油管會很有幫助，除了在自己需要時能使用外，路上遇到因為沒有汽油而需要救援的車輛時，也能提供幫助。若為電動車則需檢查電量、電壓。

❸ 再次確認撤離路線

找出之前預先準備好的撤離路線圖（紙本地圖或離線地圖為佳），根據當下資訊，再次確認是否需要調整路線。

萬一無法前往避難所 ➡ 就地避難

如果因為各種原因無法順利抵達原先設定的避難所，而留在住所或都市中，你就必須重新思考必要的戰時準備。以下是你首先會遇到的情況：

❶ 除了食物外，必須儲存充足乾淨的清水，至少80公升。
一旦確認無法外出避難，第一時間趕緊將家裡所有大容器或浴缸儲滿水。

❷ 一旦停水停電超過一段時間，社會秩序可能會開始崩潰，街上的商店可能遭到搶劫。所以你必須盡量趁外面仍有秩序時，盡快補充商店內看得見的所有必需品。

❸ 在商店裡，除了生活必需品外，最重要的是要收集香菸以及酒類，因為這兩樣物品都能作為與他人交換食物或其他物品的通貨，且體積與重量都不大。

❹ 在未來很長的一段時間內，人們可能必須在街上以物易物，用自己身上多餘的物資交換一切所需，交易的物品有可能從衛生紙到汽油都是。

❺ 濕紙巾一定要預先儲備。當你居住在一個沒有電、沒有水、沒燈光的環境下，這是維持衛生的唯一選擇。

❻ 長時間的照明建議使用蠟燭，而非手電筒。手電筒應該供緊急使用，用來照明太浪費電池。因此，蠟燭數量必須充足（建議一週至少6根，節約使用），還要記得準備打火機、火柴盒等生火工具。

自宅避難的戰時準備

儲水

▲建議用家中各式容器，儲存至少80公升水，以因應可能的停水狀況。

補充物資　　　　添購濕紙巾

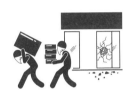

▲留在城市住宅中避難的人，必須在街上發生搶劫前，盡速補充物資（食物、藥物、電池），以及濕紙巾。

【注意】蠟燭是明火，使用時須注意旁邊不能有易燃物品，避免火災。

4.3 如何安全抵達避難地點

一旦決定要離開城市，出發前往避難所，我們就會暴露在市區或是聯外道路的移動風險中。

戰爭時期的空襲或是轟炸，都是以波次進行，所以當你要使用交通工具移動時，應該盡量❶選擇轟炸間歇時期，❷避開已經被轟炸過的區域，❸在天亮、能見度高的條件下移動，這樣可以最低限度確保行駛在道路上的安全。

▎避開轟炸過的區域

為了避免受到敵方因第一波轟炸未達目的，而發動第二波或第三波補充效力的空襲波及，你的行進路線應該繞開失火或冒煙的建築物、被轟炸過的路面或是外表明顯嚴重受損的建築物。

▎避免進入高架道路、快速道路

高速公路和快速道路為了盡可能保持直線與車速，規畫時都會考慮以封閉及高架的方式興建，在戰爭時期，一旦大量車輛堵住或高架路段損毀，車上人員將很難選擇替代路線，甚至被卡在高架道路上無法離開，只能徒步按照原路返回或靜待救難人員的援助，這些都是不必要的移動風險。

在戰爭的背景下，兩點之間最短的距離不一定是直線。

解決風險的辦法就是盡量不要讓風險發生，所以一開始的

嚴重受損的建築　失火冒煙的建築　被轟炸過的路面

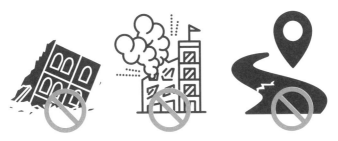

▲ 行駛在撤離路線上時，須時刻注意避開以上地點。

撤離路線就應該盡量避開高速公路或快速道路。這點在前面第3.4節〈繪製撤離地圖〉時，應該都已考量進去了，只是計畫趕不上變化，既定路線若毀損，你就必須修改路線。

▌利用道路編號原則辨識方向

你可能會因為路況不斷變化，而無法按照預定的路線行駛，此時必須盡量保持車輛的方向是朝向目的地前進，除了節省油料外，在這個時候迷路會造成更大的風險。

若屆時導航失效，你可以利用事先準備的指南針和地圖，或是手機的電子羅盤App、道路指示標牌來判別方向。也可利用道路編號原則、山脈位置，來確定行進方向是否正確。

台灣道路的編號原則，單號是南北向的道路（例如台3線），雙號則是東西向（例如台14線）。參考路標加上山脈位置，比對地圖後就可以大致判斷目前車輛是朝哪個方向行駛。

失去導航時，辨明方向4訣竅

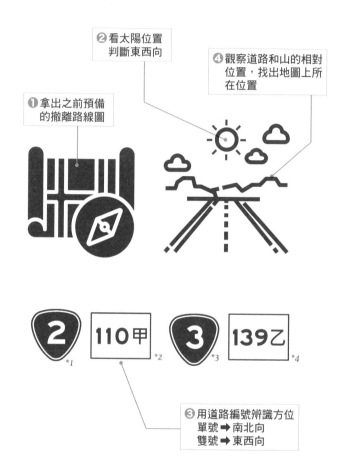

❷看太陽位置
判斷東西向

❹觀察道路和山的相對
位置，找出地圖上所
在位置

❶拿出之前預備
的撤離路線圖

❸用道路編號辨識方位
單號 ➡ 南北向
雙號 ➡ 東西向

*1、*3 ©pfry19855 (Fu, Ren-yi)@Wikimedia Commons
*2、*4 ©Kagami@Wikimedia Commons

注意軍隊的移動方向

由於車輛行駛時與外界的資訊是斷絕的，為了與外界保持聯繫，你必須打開車內收音機、尋找可提供有用資訊的頻道。戰爭時期的廣播通訊不一定能穩定運作，因此你可能需要不斷的切換頻道，搜尋可收聽的任何頻道。

一旦決定行駛的路線後，接下來就必須注意自己的行進方向以及道路的狀況。

在撤離路線上如果遇到道路管制或軍人、交通警察指揮，請遵照他們的指示，尤其是身著制服或作戰服裝的軍人，因為此時部隊會開始進行大量的調動與部署，而他們選擇道路的原則也可能與你一樣。

當軍隊在進行戰術機動時，會考慮潛在被攻擊與破壞的危險，通常是不允許民車插入車隊之中一同行駛，因此你可能必須切換路線、無法按照原訂的路線行駛。

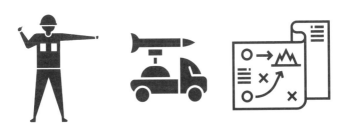

▲撤離路線上如果遇到軍隊指揮交通，請依照他們的指示行動。

4.4 第二個黑夜降臨

如果此時你和家人已平安抵達長期避難所,請不要急著下車,先讓一名成人下車檢查避難所,確認沒有安全顧慮後,其他人再一起下車。

接著,首先要做的是將車上的物資搬移到乾燥、適合儲存物品的空間。此外,你必須確認長期避難所的緊急出入通道是暢通的,沒有堆積任何易燃物品。

然後,盡量在夜晚來臨前準備好以下幾件工作:

▍即使不飢餓,仍要進食

在歷經一天的奔波後,過程中的緊張會使人忘記飢餓,一旦抵達安全處所後,飢餓感就會慢慢浮現,尤其是兒童對於飢餓的耐受能力比較低,因此最好趁著夜色來臨前,為家人準備好避難後的第一餐,因為接下來還要等待多久的時間才能再進食,沒有人能夠事先預料。

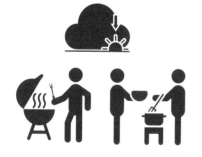

◀盡量在日落前,就為家人烹調好晚餐。

一個成年人每天所需的平均熱量是2,000～3,000大卡。你必須確保自己與家人能獲取足夠的熱量,這對生存可謂至關重要。人類在危險或高度的壓力下往往會失去食慾,但是這不代表你不需要進食。無論你是否想吃東西,只要有機會,就必須攝取足夠的熱量。

在避難所處理食物時必須優先考慮食物的安全性,確定乾淨而且沒有受到汙染,不要讓自己和家人在這種危急時刻還感染急性腸胃炎。盡量熟食,以加熱的方式處理食物;避免生食,因為食物可能受到有害細菌、寄生蟲的汙染。

戰場上沒有餐廳,也不會有外賣服務,從第一天開始,你就必須適應每天為自己或家人動手準備食物。

> 【注意】如果你事前已準備一些市售防災食品,拆封食用前,除了確認包裝是否完好、效期是否在保存期限內,請務必詳讀使用方法,尤其須避免誤食加熱用的化學溶液。(請見第2.3節〈【第二類】主食及油脂〉說明)

▍獲得安全的飲用水

能夠獲得安全的飲用水是戰爭時期生存的基本需求,這是我們第一件必須確保的事情。

抵達避難所之後,若自來水仍正常供給,就要盡快將屋內大容器儲滿水,並蓋上蓋子,可分為一般用水、飲用水。

不要使用不安全的水源,來飲用、洗碗、刷牙、清洗食物,或沖泡嬰兒奶粉。盡量使用瓶裝水、開水或經過處理的水。

如果沒有足夠的瓶裝水，就必須想辦法獲得水源（不論是雨水、溪河水，還是地下水，只要是能收集到的水，我們都需要），再以下列幾種方式確保飲用水的安全[*]。

❶過濾

本書第2.3節〈開始儲備長期物資〉中有列出濾水器，盡量選擇過濾孔徑≦1微米（0.0001公分）的濾水器，才能去除水中的致病寄生蟲。但須注意，濾水器並不能去除病毒，大多數也不能去除細菌。因此，過濾後必須煮沸，或是加入碘、氯或二氧化氯等消毒劑，才能殺死病毒和細菌。

❷煮沸

煮沸是殺死致病細菌（包括寄生蟲）和病毒最可靠的方法。你必須將清水煮沸後，繼續沸騰1分鐘（若海拔在1,981公尺以上則繼續煮沸3分鐘），接著讓開水冷卻、存放在乾淨消毒過的容器中，並蓋上蓋子。

❸消毒

如果你沒有煮沸飲用水的工具，可以使用充分稀釋過的化學消毒劑，例如無味的家用氯漂白劑（次氯酸鈉NaClO）、碘酒或淨水藥片。消毒劑雖然可以殺死大多數的病毒和細菌，

---

[*]　"Making Water Safe in an Emergency", 美國疾病管制與預防中心 *Centers for Disease Control and Prevention*, https://www.cdc.gov/healthywater/emergency/making-water-safe.html

❶過濾　　　❷煮沸　　　❸消毒

▲戰爭時期獲得安全飲用水的3個方法。

但對於具耐藥性的細菌，仍不如煮沸有效。另外，如果水中含有有害化學物質或放射性物質，即使添加消毒劑仍無法安全飲用。以下介紹如何利用家用漂白劑、淨水藥片和日曬來消毒飲用水。

◆ 如何使用家用漂白劑，獲得安全飲用水？

首先，請勿使用工業用漂白劑，務必使用家用、無添加香味的含氯漂白水。漂白劑有不同的濃度，在開始消毒水之前，請務必先檢查所用的漂白劑標籤以確定其濃度，並加以充分稀釋過後，才能飲用。通常，在台灣，無味家用液態氯漂白劑的次氯酸鈉含量應該在5～9%之間，但從國外進口的漂白劑濃度可能不盡相同。

> **Step 1** 務必詳讀漂白劑標籤，按照說明來消毒飲用水。
>
> **Step 2** 如果標籤上沒有說明如何消毒飲用水，請檢查標籤上的成分說明，找出次氯酸鈉的百分比後，用適當量具如藥用滴管、量匙或公制量杯，按照下

頁表中的比例來加入水源中稀釋,並充分攪拌。

Step 3 飲用前至少靜置30分鐘。

Step 4 將消毒後的水儲存在乾淨、消毒過的容器中,並蓋上蓋子。

家用漂白劑 次氯酸鈉濃度	濃度5～9%	濃度1%
兌水	一公升飲水	
藥用滴管	加2滴漂白劑	加10滴漂白劑
毫升(ml)量杯	加0.1 ml漂白劑	加0.5 ml漂白劑

◆ 如何使用淨水藥片,獲得安全飲用水?

淨水藥片相當受露營者和登山者的歡迎,很容易購買。藥片分成含氯、含碘兩種,有不同的劑量可供選擇,每一種劑量大小用於處理不同容量的水源,請按照製造商在標籤或包裝上的說明進行操作。

使用前必須注意,孕婦、有甲狀腺問題、對碘過敏的人,不要使用含碘的淨水藥片。一般人也不建議連續幾週使用淨水藥片消毒的飲用水。

◆ 如何透過日晒消毒,獲得安全飲用水?

在無法煮沸、沒有漂白劑和淨水藥片的情況下,你可以使用乾淨透明的塑膠瓶,裝滿清水,利用太陽光日晒法來改善水質。

先用乾淨的布、紙巾、咖啡濾紙過濾,或是靜置一段時間

讓雜質沉澱，然後抽出上層的清水。微小的懸浮顆粒可能會阻擋太陽光照射細菌，影響消毒效果。

接著將水瓶側放，在陽光下曝晒6小時（晴天時）或2天（多雲時）。如果希望消毒效果更好，你可以將瓶子放在深色物品或布上面。

▍燈光帶來安全感

漆黑的夜晚會為我們帶來極大的不安與恐懼，尤其是在戰爭發生後的夜裡。長期避難所不一定有電力，因此你必須處理照明的問題。我們在長期避難物資清單中，列有可移動式照明用具，此時取出使用，讓避難環境保持溫暖明亮，可適

【注意】在通風不足的地方，盡量不要使用明火照明，因為燃燒的火堆可能會造成避難成員缺氧或窒息。

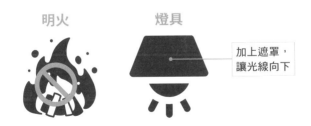

明火　　　　燈具

加上遮罩，
讓光線向下

▲戰爭時期的夜間照明，盡量不使用明火，燈具建議加上燈罩，避免光線穿透窗戶引來搶劫者。

度緩解緊張不安的心理。

　　燈具最好加上遮罩，讓光線只往下方照射，才能盡量避免在夜間暴露位置，成為戰爭期間搶劫者的掠奪對象。一般來說，夜裡從很遠的地方就能觀察到燈光。

▎打開收音機，取得外界資訊

　　請打開預先準備的收音機，盡量搜尋能夠接收到訊號的頻道。在通訊方式都中斷的情況下，收音機將會是你很重要的資訊來源。與此同時，向周遭一起避難或是原本就住在此地的居民打探消息，也是得知外界情況的方法之一。

　　要特別注意的是，越是在急難的時候，口耳相傳三人成虎的失真資訊就越容易發生，你必須自己整理判斷哪些資訊是真實的，哪些又是不可信的。

　　最簡單的思考方式是，萬一是真的，會發生什麼情況？

　　凡事都做最壞的打算，才能做最好的準備。

▎安撫與鼓勵家人

　　在歷經巨大的變故後，不論家人的年紀或老或小，心理上一定不能馬上適應，尤其是面對不可知的未來與危險時，恐懼很容易占據思考空間，影響人們的行為。此時你必須盡量鼓勵家人保持樂觀以及隨遇而安的心態。

　　讓自己與家人安然度過黃金求生48小時，是我們在這個階段最重要的行動準則與思考。

4.5 第二天天亮 ➡ 冷靜行動

度過了驚滔駭浪的第一天之後,你應該冷靜下來,思考接下來會發生的事情。在第一波攻擊不久後,社會秩序已從承平時期過渡到戰爭狀態,不論你是否已經撤離到避難所,或仍待在城市中,首先要適應的就是生活秩序上的轉變。

人類的安全感有很大部分是來自於對既有秩序的習慣。平常你總是習慣在同一家早餐店買早餐,走同一條路線到公司上班,在相同的位置接放學的小孩。但是在戰爭時期,這些習慣會被強迫改變,這對許多人來說是一種恐慌的來源,因此你必須盡快適應這種周遭環境不斷改變的生活。

如果說戰爭的第一天是一場噩夢,那麼第二天天亮之後,你應該清醒且清楚地按照以下順序,規畫接下來的行動。

▌ 檢查周遭環境

長期避難所有可能是我們陌生且不熟悉的地方,當經歷第一天的緊張與慌亂後,你必須在第二天天亮時檢查所在之處的周遭環境,包括出入動線、適度的掩蔽,以及遇到緊急情況時可以從哪些地方離開。

❶檢查出入動線,包括室內、室外的通道

這些通道你既然可以進出,別人也可以,所以必須檢查是否有門閂或鎖鑰,又或是有物品可以暫時堵住,例如在門的

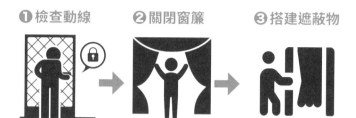

❶檢查動線　　❷關閉窗簾　　❸搭建遮蔽物

▲在長期避難所安頓下來後，必須盡快完成以上三件事。

後方用三角形的物品抵住或是用物體擋住。

❷關閉窗簾

　　讓如果情況許可的話，請拉上避難所的窗簾，或是用布料遮蔽窗戶，盡量讓外面的人無法透過窗戶觀察到屋內情況，以避免遭到宵小覬覦。窗簾或布料除了有遮擋的作用外，在遇到爆炸時或多或少可以降低玻璃碎片噴濺的危險。

❸搭建遮蔽物

　　避難所如果是多人共用，你可以利用簡單的繩索、支架和布料隔開，除了保護隱私外，也可以為家人建立一些安全感。

▎檢查自己與家人的健康狀況

　　每一天的活動都應該從確認自己的身體狀況開始，然後擴及家人。在缺乏醫療資源的環境下，及早發現問題可以爭取到更多的處理時間。

約定返家時間　　　預告移動路線

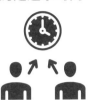
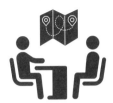

▲外出時一定要避免經過軍事設施，並告知家人返家時間、移動路線。

分配工作

不論有沒有必要，都必須為自己和家人分配一些必須做的事情。這些事情包括做家事、整理環境、清洗晾曬衣服、外出收集食物跟物資。

工作可以讓人轉移注意力，不會因為沒有事情做而胡思亂想，甚至因憤怒、挫折或是恐懼而累積成悲觀的負面情緒。

評估外出風險

這一階段的交戰場域，通常還不會靠近平民的避難場所，所以此時外出的最大風險應來自於轟炸時的附帶傷害，外出時只要遠離軍事設施或重要的軍事目標，風險就會降低。

此外，社會秩序的崩壞，也會增加治安風險，因此你必須對戰事以外的風險有所警惕。如果家人有需要外出時，建議必須在出發前約定好返回時間和移動路線，這樣在路途上遇到困難時，才能縮短家人前往救援的時間。

4.6 評估避難所的環境風險

在避難所安頓下來後，就要開始重新評估避難所的環境風險。影響安全的因素很多，其中有很多因素還會互相交互作用而讓危險變得更複雜。在時間有限、無法獲得充分資訊的情況下，我們可以按照由遠到近，由外而內的原則進行簡易的環境風險評估。

評估 1 距離可能被轟炸的目標有多遠？

在黃金48小時後期，記得重新評估長期避難所附近，是否有潛在轟炸目標。砲彈或炸彈爆炸的威力取決於彈頭的種類以及內炸藥的重量，因此我們很難事先估算安全距離，如果參考現代戰爭的前線緩衝區寬度，那麼在空曠處，相對安全的範圍大約是距離被轟炸目標的2～3公里以外，若與被轟炸目標之間還有其他建築物、遮蔽物或是地形阻隔，則安全距離可再縮短一些。

評估 2 距離可撤離的第二避難所有多遠？

如果長期避難所因為各種不可抗力的因素，如：食物不足、居住條件惡化，或是有可能意外成為轟炸目標時（軍隊或設施機動到附近），你可能就必須考慮撤離，前往更安全的第二避難所。這時請再參考第4.3節〈如何安全抵達避難地點〉提到的注意事項。

　　你選擇的第二避難所，不應該位在開車或步行前往時間會超過一個白天的地方，因為在外過夜會發生不必要的危險。選擇步行撤離者，如果距離第二避難所的位置太遠，你就應該求助有合適交通工具的人一同前往。

　　此外，不論我們身上的裝備是否適合越野，一般人在無道路的野外與道路上的行進速度與體力的消耗有很大的差距，尤其是帶著孩童時，為了安全起見應該盡量選擇道路路肩作為行動的路線。

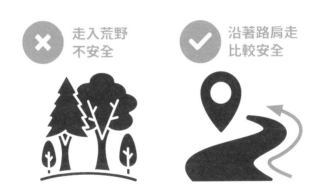

▲當原定路線無法通行時，也不要走入無路的荒野，寧願沿著路肩移動，安全又省體力。

評估 3 與求援處的最近距離

一旦在避難所發生意外,就必須向外求援。比較容易獲得援助的來源有:當地治安機關、鄰里長或地區行政單位、醫療院所(建議在戰前繪製撤離地圖時,就先標注於地圖上)以及其他親友居住的避難所。

你可以根據白天對周遭環境的探查,預先判斷這些可提供援助的機關距離你多遠,一旦需要求援時,可以由近而遠,尋求緊急的援助。

同樣地,如果遇到附近避難的平民請求援助,也應該本著「人溺己溺,人飢己飢」的精神,盡可能給予幫助,一起共度難關。

評估 4 距離可採購或補充物資處有多遠?

你所攜帶的食物、飲水等必需品,會隨著避難的時間而逐漸消耗,你必須想辦法獲取新的物資,才能安然度過戰爭。在整個戰爭期間,你可以獲得物資補充的主要來源有:

❶ 政府或民間機構發放的救濟物資。

❷ 以現金或有價值的通貨跟他人購買,或是以物易物。

❸ 他人贈與。

❹ 軍隊發放的救濟物資(不論是哪一方的軍隊)。

❺ 狩獵(雖然難度很高,但必要時仍要嘗試)。

❻ 掠奪他人的物資(不建議這種行為,但現實情況是,為了求生,別人可能會這樣做,因此你必須有所防範)。

政府或民間機構發放救濟物資的地點，通常會選在人群聚集處，從烏俄戰爭雙方的實際經驗中，可以看到大部分物資發放的方式都是由卡車（軍用、民用皆有）開到避難人員集中的地區道路上，然後透過擴音器或無線電廣播的方式，通知附近的民眾出來領取食物、飲水等補給品。等民眾領取後，再告知他們下一次可能發放的時間，或是附近還有哪些發放的地點。

在戰爭時期，很少看到長期搭建的人道救援物資發送站，大多是由車輛組成機動物資發送車隊。

你必須向他人打聽，或是透過收音機接收廣播訊息，知道何時、何地、由何人發放物資，並評估這些地方距離你的避難所有多遠。如果距離你的避難所太遠，你必須提前出發，以領取或交換這些物資。

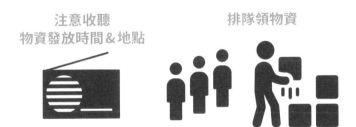

注意收聽
物資發放時間＆地點

排隊領物資

▲注意收聽收音機，因為政府或民間機構可能會透過廣播，公布物資發放的地點。

評估**5** 與避難所出入口的距離

不要選距離出口最遠的位置落腳,那裡不利於逃生,且應該是儲存物資的地方。避難所內部的動線必須維持暢通,盡量為緊急逃生預留通道。此外,也要注意避難所的防範盜賊措施,不會成為你向外逃生時的障礙。

在避難所內擺放長期物資時,你應該盡量依照使用的頻率,由近至遠,有序堆放。使用頻率越高的,越靠近入口;使用頻率越低的,則遠離入口。

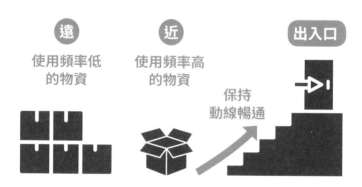

避難所的動線規畫

遠
使用頻率低
的物資

近
使用頻率高
的物資

保持
動線暢通

出入口

▲靠近出入口處,應該擺放最常用到的物資。遠離出入口處,則擺放使用頻率較低的物資。

評估 6 避難所的水源以及火源

一個可供長時間生活與居住的避難所，不能缺少水源和火源。水源可以補充飲水的消耗，火源則可以烹煮、加熱食物、消毒以及取暖，尤其是烘乾濕掉的被子、衣褲、鞋子等保暖衣物。

火源也可以在寒冷的夜晚為家人提供一定的安全感。

不論是否使用專用的爐具，或是使用柴火、木炭，室內生火一定要注意通風，避免因為燃燒產生的煙霧或過度消耗氧氣而造成缺氧，以及燃燒不完全產生的一氧化碳中毒。

評估 7 避難所是否有滅火工具？

在生火前，一定要在火源附近準備滅火工具。如果避難所沒有滅火器，你就必須準備一桶清水以及一盆砂土，在需要時應急。

如果不幸引燃易燃物，請迅速將衣物或毛巾用水沾濕，拍滅剛燃起的火苗；如果是油脂類著火，就迅速覆蓋沙土隔絕空氣、撲滅火勢。一旦燃燒的火焰無法在三分鐘內熄滅，請你與家人放棄滅火，迅速撤離。

最後，我們的目標是保護自己跟家人平安度過戰爭，因此在長期避難所安頓下來後，一定要重新評估該處的環境風險，不要讓自己從一個危險的地方，搬到另一個同樣有潛在風險的地方。

避難所的滅火與失火撤離原則

❶ 預備滅火物品

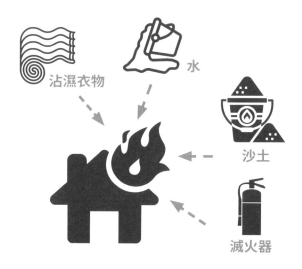

沾濕衣物

水

沙土

滅火器

❷ 3分鐘無法滅火,馬上迅速撤離

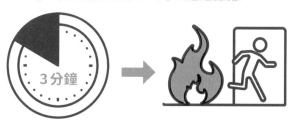

3分鐘

▲避難所如果不幸失火,且火焰無法在三分鐘內熄滅,
　就應該選擇撤離。

4.7 政府發布緊急動員令

　　戰爭爆發後，國軍會有大量的部隊移防以及防衛部署，同時也會發布後備軍人動員命令。接下來可能會有人到你的避難或疏散處所，調查並登記個人基本資料，如果符合動員命令要求的男性，政府可能會要求限時前往指定的地點報到。

　　由於我國男子有服兵役的義務，因此每一個家庭都必須有心理準備，家中的成年男性可能因為徵召而無法繼續留在避難所保護家人，因此接下來所有日常工作，都必須考慮由女性或長者完成。

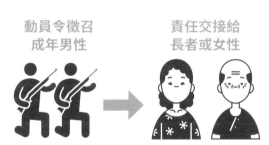

動員令徵召　　　　責任交接給
成年男性　　　　　長者或女性

▲所有家庭成員都必須有心理準備，家中的成年男性可能被徵召入伍。

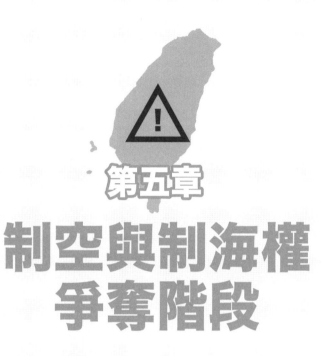

第五章

制空與制海權
爭奪階段

制空、制海權爭奪階段

· **持續時間**：數小時延續到數週。
· **主要戰鬥區域**：台灣海峽以及台灣本島、本島周邊海域的上空。
· **平民準則**：疏散或掩蔽在避難所，並蒐集更多物資。

第一波的空襲過後，戰爭的序幕正式拉開，進入爭奪制空權與制海權的階段，此時軍艦出港、部隊備戰，敵我雙方的各型戰機則在空中爭奪天空的制空權。

這個階段的主要戰鬥區域，是台灣海峽以及台灣本島、本島周邊海域的上空。除了爭奪制空權，地面部隊以及後備部隊也會加緊動員備戰。不論白天或黑夜，都可能有大量發射的防空飛彈劃過長空，主要的戰鬥場景是雙方戰機纏鬥與飛彈互相攻擊。我們可能會看見許多機場、各式地面目標（如防空陣地、雷達以及指揮控制中心）、重要民生設施（供水、發電、供油、通訊、火車站、高速公路和橋樑）遭到轟炸並癱瘓。

制海作戰則主要發生於海上，平民比較不會感受到海戰的衝擊。

此階段的時間長短，取決於我方空中力量以及機場、防空陣地被破壞的程度，以及外國是否介入。以現代戰爭的節奏來看，可能從數小時延續到數週。戰鬥結果將會決定我們是否能從避難、疏散場所返家，或是要繼續躲避下一個更激烈階段的戰火。

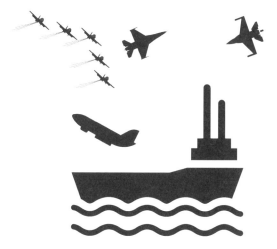

▲雙方戰機纏鬥、飛彈互相攻擊，是這個階段主要的戰鬥場景。

▌遠離不明的彈體碎片

在不斷空中交火的過程中，許多因攔截或爆炸產生的殘骸可能會掉落地面，這些殘骸可能是機身或彈體的碎片，也可能是未爆彈，一定要避免接近這些物體。若同行家人中有年幼孩童甚至青少年，切記約束孩子的好奇心，避免他們在你不注意時靠近或撿起地上的不明物體。即使只是看似一般的鋼管，都有可能是威力強大的未爆彈或地雷，一旦經過敲擊可能就會爆炸、危及生命。

如果發現避難所附近有這類不明物體，請通知軍人或警察的防爆處理小組，千萬不要自行處理或是敲擊這類物品。

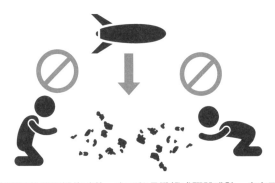

▲住家附近若發現爆炸碎片，有可能是戰機或彈體殘骸，也有可能是未爆彈，要告誡孩童不可靠近，並通知軍人和警察處理。

▎平民面臨的挑戰

對平民來說，這個階段主要衝擊的是民生經濟與社會的集體心理。隨著頻繁的空襲轟炸，民眾將真正感受到戰爭來臨，出現恐慌、搶購及囤積物資，股匯市及金融市場大幅下跌，投資人爭相將有價證券兌換成現金，各地提款機前大排長龍……等景況。

由於民生基礎設施遭到破壞，生活上可能出現長時間斷水斷電的情況，我們預先準備的應急物資可能無法支撐這麼長的時間（若超過7天以上），避難所的空間與環境或許也會因為戰況的變化而無法久居。

如果你的避難所環境開始惡化，預期很快就無法居住，你就必須提前規畫撤離路線，或與他人交流能否提供替代的避難所；如果避難所環境沒有惡化，你仍然必須未雨綢繆，盡可能把握機會收集充分的物資，避免坐吃山空。

囤積物資　　　　　銀行擠兌　　　　股匯市大跌

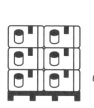 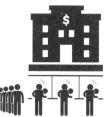

▲戰爭進行到搶奪制空權階段時，民間可能出現的情況。

5.1 蒐集物資與情報

　　事前為戰爭時期準備完全充分的物資幾乎是不可能的事情，一旦戰爭爆發，商業活動會快速停止，仍在營業的商店很快就會被搶購一空，如果社會秩序失控，這些商店可能會被搶劫。

　　在缺乏正常商業活動下，我們如果需要取得缺乏的物資，就必須透過各種管道，以價值快速膨脹的通貨（現金或能折現的有價證券）或是手上擁有的實體物資進行交易或交換，這時候如果有儲備多餘的打火機、香菸或烈酒，都是非常值錢、可以用來交易的物資。

　　領取或交換物資的地方，通常會設在人群聚集處，你必須與同樣在周遭避難的人，或是當地居民、里長、警察互動，打聽物資交換站的地點。也可以透過收音機接收廣播訊息，

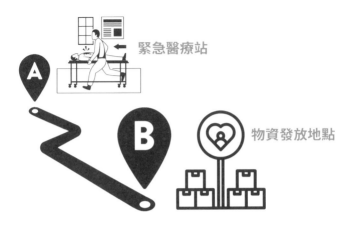

緊急醫療站

物資發放地點

▲熟悉避難環境後，就要開始打聽附近
有哪些緊急醫療站、物資發放地點。

知道政府或民間機構會在何時、何地發放物資。（注意事項請
見第4.7節【評估4】「距離可採購或補充物資處有多遠？」）

此外，交換物資的地方通常最容易蒐集到最新變化的戰爭
資訊，還能得到一些有益的資訊，例如哪裡有緊急醫療站，
哪裡有木作師傅、水電維修師傅、醫護人員等人士的幫忙等。
所以，當你在避難所建立好基本生活環境之後，就必須擴大
對周邊地區的認識，包括所有徒步能到達的區域。

▍野外食物採集

假如不幸無法充分補充物資，你也可以考慮透過採集野菜
來獲得食材。台灣地處亞熱帶，因此野外生長了許多可食用

學習辨識可食用野菜

| 查閱
《野菜圖鑑》 | 網路搜尋
「台灣野菜」 | 下載
植物辨識 App |

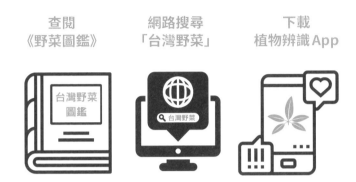

▲ 台灣的公園或野外生長了許多可食用的野菜,建議大家平常多練習辨識,缺乏食物時或許能派上用場。

的食材,但是一般人在沒有相關知識下,對於哪些植物能夠食用,哪些植物可能具有毒性、不適合食用並不了解,類似《台灣四季青草誌》、《台灣好野菜・二十四節氣田邊食》等書籍,可以做為知識的補充,幫助讀者辨識野外有哪些可以食用的植物,在戰爭時期食物匱乏的情況下,作為採集食材的指引。

平常外出踏青時,也可以下載辨識植物的手機 App 或是帶著圖鑑,練習辨識台灣比較常見、四季都有的可食用野菜,例如:昭和草(山茼蒿)、咸豐草、山蘇、過溝菜蕨(過貓)、山萵苣等。建議可拍照存檔於手機,有備無患。

5.2 治安惡化下的安全防衛

　　戰爭時期，高貴的人性比白犀牛還罕見。歷來所有長期的戰爭，不論是南斯拉夫內戰、中東地區的波斯灣戰爭、敘利亞內戰，以及目前的烏俄戰爭，我們都能看到平民為了在戰火中求生存，經常在物資不足的情況下互相掠奪物資、出現各種犯罪行為。

　　在飢餓的狀態下，有些人會退化到依賴生物的本能行事，做出超過人們想像的駭人舉動，比如掠奪物資、殺人或是強暴。承平時期的法律此時此刻可能已經無法有效執行，在這樣安全保障非常脆弱的時刻，最重要的一課就是保護自己。

▎避難處所的防盜措施

　　在物資匱乏的地區，人們「對生存的恐懼」會漸漸取代守法的習慣，導致治安迅速惡化，你必須做好準備、隨時保護自己與家人。在你所居住的避難處所周邊打造阻隔措施，比如一道堅固的鐵門、圍籬甚至是難以破壞的入口，都有可能讓竊賊打消念頭，轉移目標。

　　屋內的窗簾務必要拉上，不要讓人看到你的物資儲存情況。此外，一定要保持對周遭環境的警覺心，尤其是注意附近是否有舉止詭異的人士，一直在觀察你所居住的避難所。謹慎小心、低調行事、財不露白，是戰爭中最高的行動原則。

　　個人或單一家庭對於戰時環境的抵禦能力十分有限，因此一旦在避難所安定下來後，你就要嘗試與附近同樣避難的家

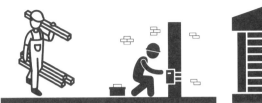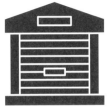

▲如果治安惡化，你可以在避難所入口打造阻隔措施，並且和周遭一
　起避難的家庭互助合作。

庭聯繫，不只在物資上互通有無、守望相助，還能大大提升
對戰爭和竊賊的抵抗能力。

遇到強盜怎麼辦？

　　首先，不要抵抗有槍的人。如果對方有持槍，給他想要的
所有東西，任何反抗的舉動都有可能進一步激怒對方攻擊，
此時保全自己的性命才是最重要的事情。如果對方沒有持刀
槍，就邊跑邊呼救，盡快逃離現場。

　　為了防止自己成為強盜的目標，外出的衣著一定要低調，
選擇暗色系的衣服，並且不要輕易相信陌生人，不論對方提
出多麼誘人的條件，例如提供安全保護、給予物資援助等，
都不要放鬆對他人的警戒。

　　女性單獨外出時，更要注意穿著中性的服裝、隱藏自己的
長髮（若有必要可以將頭髮剪短），避免遭到侵犯。

女性避免穿裙裝外出，
打扮務必中性、低調。

▲ 為了避免成為小偷、強盜的攻擊目標，平民外出的
　衣著、舉止一定要低調。

▌遠離不明人群

　　一般平民在這個戰爭階段，都在想辦法求生存，各自疏散或掩蔽在安全的避難所，除了軍隊或維持秩序的民防單位外，通常不會有人群聚集。一旦你發現周遭有不明的人群聚集，請克制好奇心以及人群帶給你的安全感，因為這些人有可能在計畫搶劫物資、爭奪糧食，也可能是在向某一方的軍隊進行示威抗議，或者甚至在圖謀控制某個村落作為地盤，這些都是其他國家戰爭中經常會看到的情況。因此，除非你能確定該人群的意圖，否則不要輕易加入他們的行列，避免為自己與家人帶來危險。

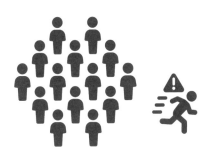

▲不要接近不明的人群聚集處，避免為自己和家人帶來危險。

▍行事與言論務必低調

除了治安惡化外，國家一旦進入緊急狀態，就有可能會限制人民的自由、擴張執法的力量。政治上會形塑出高度團結的氛圍，立即而且強烈地壓制不同的意見，因此保持處事與言論低調，避免成為不同意見者的攻擊目標，是重要的生存之道。

▲戰爭時期的言論一定要低調，避免遭到不同意見者的攻擊。

5.3 家中男性成員被徵召服役

由於戰爭與國防需要，國防部會將全國人力、物力、財力及精神力，由平時狀態轉變為戰時狀態。[*]召集對象有以下兩類：

❶ 納編三軍擴編動員後備部隊，以及指名申請之專業編實動員之後備軍人。

❷ 納編常、後備部隊之戰耗補充人員。

戰爭時的國家緊急動員不會只有一次，**不同的戰爭階段國家都會有動員需求**，家人可能在不同的階段接受徵召服役。我們預想：隨著戰爭階段演變，首先是剛退伍8年內的預備役會被徵召，然後隨著時間推進，國家還會視人力的需求繼續動員徵召，因此不同的階段可能都會有男性成員被徵召。

如果家中男性成員有以上兩種後備軍人身分，則可能會在這個階段收到動員召集的命令，因此家中的女性成員要有心理準備，有可能必須面對獨自照顧家人、在戰爭中生存下來的挑戰。

為母則強。為了保護家人並在戰火中生存下來，即使是女性也必須捲起袖子學會各種生存技能，例如簡單的車輛、電器維修或是搬運物資的粗重工作。

---

[*] 〈動員召集之召集對象〉，國防部全民防衛動員署後備指揮部，https://afrc.mnd.gov.tw/AFRCWeb/Unit.aspx?MenuID=52&MP=2

搬運物資　　　簡易修車　　　　維修電器

  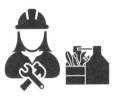

▲戰爭時期，家中男性若被徵召，女性將必須自行完成
　許多日常工作。

　　最後要提醒的是，戰爭會造成交通與通訊不便，一旦你遇
到困難，他人將很難主動得知你的困境，因此你必須主動向
外求援、讓別人知道你的狀況，對方才能及時伸出援手。請
不要因為面子或擔心受到歧視，而不敢求救。像戰爭這樣大
規模的災難，僅憑一己之力，很難不遇到困難；避難所的環
境與條件也並不一定能長期滿足你與家人的生存需要，我們
必須隨時準備好應變各種突發狀況，「求助」也是讓全家人
存活下來的方法之一。

BOX 戰爭中的危機處理
——OODA決策模型的戰爭應用

在密集轟炸期間，平民很容易因為震撼、驚恐而失去判斷能力甚至癱瘓，手足無措到失去寶貴的反應時間。反之，專業的危機處理人員和軍人，卻能在生存的壓力下，迅速改變原本的思考習慣，針對當下快速變化的情境做出正確的決策，兩者的差異就是有沒有受過訓練。

我們可以透過一套訓練思考的工具，為自己建立緊急情況下維持心智正常活動的能力，這套工具就是以下介紹的OODA循環決策模型。

OODA循環決策模型是1950年代美國空軍上校約翰·博伊德（John Boyd）提出的一套思考工具。目的是訓練飛行員在「被迫、緊張、不確定和外界形勢迅速變化」的情況下做出快速判斷。這個決策模型不只能運用在戰場上求生存，平時的工作場合、企業之間的競爭也適用。

OODA四個英文單字代表：觀察（Observe）、定向（Orient）、決定（Decide）以及行動（Action），如右頁圖示。

步驟 1 Observe 觀察

OODA循環的第一步是「觀察周遭情況」，目的是盡可能準確、全面地了解當下所發生的情況，這些觀察可能包含許多不同的層面，從知識的理解到感官的接收。觀察所獲得的

OODA危機處理循環圖

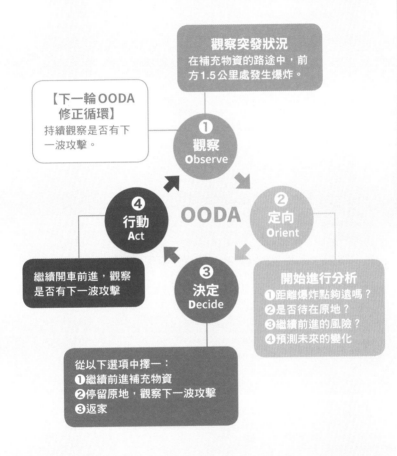

觀察突發狀況
在補充物資的路途中，前方1.5公里處發生爆炸。

【下一輪OODA修正循環】
持續觀察是否有下一波攻擊。

①觀察 Observe

OODA

②定向 Orient

④行動 Act

繼續開車前進，觀察是否有下一波攻擊

③決定 Decide

開始進行分析
❶距離爆炸點夠遠嗎？
❷是否待在原地？
❸繼續前進的風險？
❹預測未來的變化

從以下選項中擇一：
❶繼續前進補充物資
❷停留原地，觀察下一波攻擊
❸返家

資訊，有些能作為後續決策的參考，有些則只是反映當下所發生的現象，你必須識別哪些資訊只是環境背景噪音，與你當前需要做的決策無關。

舉例來說，當你獨自開車外出補充物資，卻在路程中遭遇空襲攻擊和爆炸時，你最先觀察到的往往首先是人類最直覺的反應，比如你會先看到爆炸的閃光，再聽見爆炸的聲響，看到砲彈、飛彈爆炸的落點，接著就可以從閃光和聲響之間的時間差距，判斷自己距離轟炸地點大約有多遠。

根據物理學，音速每秒大約前進340公尺，看到閃光後，默數1、2、3秒……如果超過5秒，那麼你距離爆炸地點至少有1.5公里。

步驟 2 Orient 定向

「定向」本身是一個思考的過程，讓你擁有方向感，不論周遭如何變化，你都知道如何朝某個方向前進。更簡單的說法是，你必須始終確定自己最後的目標，而不是三心二意或心猿意馬。在戰場上，我們的目標只有一個，就是幫助自己與家人生存。

當我們將自己與家人的目標「定向」在努力求生存時，我們對於問題的理解及隨後所做的各種思考與判斷，都必須圍繞這個目標而循環，不宜改變。

延續前面的例子，當你觀察到自己距離爆炸點至少有1.5公里，接著，你必須將目標「定向」在補充物資的安全性上，並在數分鐘內廣泛思考以下因素：

❶我距離夠遠嗎？能不能在這樣的爆炸中倖存下來？

❷繼續待在原地安全嗎？需要繼續前進嗎？

❸繼續前進有沒有風險？

❹這些風險跟留在原地比較起來，哪一個風險更高？

❺我能不能預測任何即將發生的變化？

❻空襲結束是短暫的？還是會有下一波？

綜合評估後你會得到多重選項，如下：

❶繼續前進補充物資

❷停留原地，觀察有沒有下一波攻擊

❸返家，結束物資補充行動

這裡列舉項目並沒有標準答案。而後續的決定，將依賴你在「定向」的過程中所蒐集的資訊。

步驟 3 Decide 決定

這個步驟是根據前兩個步驟中得到的多重選項，選擇其中一個做出決定，然後發現這個決定的缺陷，並且在下一輪的循環階段中，注意這個決定所引發的任何問題。

你一定要牢記，OODA循環並不是一次性的決定，而是做決定之後，還有下一輪修正的機會。

當平民身處在戰爭的環境下，我們最害怕的不是做錯決定，而是不做任何決定。此外，博伊德上校也告誡我們，不要被偏見、舊有的習慣影響或決定你的結論。他說：「不能一次又一次做出相同的決定，然後期待會有不同的結果。」

步驟4 Act 行動

一旦你做出決定，就面臨執行能力的問題，大多數人失敗是因為決定和執行的能力落差過大，也就是我們常說的「信心大於能力」。此外，猶豫不決或是只計畫而不行動，也是失敗的主要原因。不要害怕採取行動，因為你可以透過行動的結果來驗證這次的決定是否正確。

【步驟4】行動結束後，我們就會再次進入OODA循環的【步驟1】觀察，重新開始觀察與這個決定衍生的相關變化。而有了行動所帶來的參考，下一個決定將能得到更好且更充分的資訊。

請不要忘記OODA循環決策模型強調的是「循環」。這意味著你在決策過程中將會一次又一次地重複思考，直到我們必須處理的情境結束。每一次重複，都會為下一次循環帶來更多的資訊，越來越靠近最好的答案。

◆ OODA 決策模型的戰場案例

OODA 循環1

觀察O： 在補充物資的路途中，前方1.5公里處發生爆炸。

定向O： 你的目標是補充物資，因此所有行動必須定向到這個目標。你開始思考→爆炸的位置是否在我們前進的道路上，或是補充物資的地點？

決定D： 爆炸煙霧升起的地方不在原定的路線上，也不在補充物資的地點，因此當爆炸結束後，你決定不放棄補充物資的行動。

行動A：繼續前進。

OODA 循環 2

觀察O：繼續前進，在接近補充物資的地點時，發現道路已經無法通行。

定向O：定向在補充物資這個目標，你開始思考→是否有替代路線可以抵達補充物資的地點？會增加多少時間？有沒有額外產生的風險？

決定D：更換路線、調整前進速度、承受改變路線的風險。

行動A：選擇替代路線，繼續前往補充物資的地點。

OODA 循環 3

觀察O：發現自己對替代道路不熟悉，有可能迷路。

定向O：定向在補充物資這個目標，你開始思考→如何確認替代路線的方向確實朝向補充物資的地點？需不需要在路線上標示行進記號，回程才不會迷路？

決定D：利用地圖和指南針，在每一個岔路確認替代路線的前進方向是朝向補充物資的地點，並且在容易迷路的分岔路地面或牆壁做識別記號。

行動A：繼續前往補充物資的地點，並成功抵達。

……接著不斷進行OODA思考循環，直到安全返家，解除外出所引發的各種突發狀況。

▌生存是最重要的目標

我們要非常明瞭，生存下來才是最重要的目標，從準備戰爭過渡到面對戰爭的過程中，你的思考和內心可能會被憤怒或是恐懼占滿，但是放任自己在寶貴的時間中憤怒並不是聰明的辦法，你應該利用這段短暫的時間，盡量做好準備，而不是用來憤世嫉俗。

這本書的內容與目的並不是要歌頌戰爭，而是希望在你需要的時候，能夠幫助你度過戰爭的不同階段，然後保護家人，直到戰爭結束。

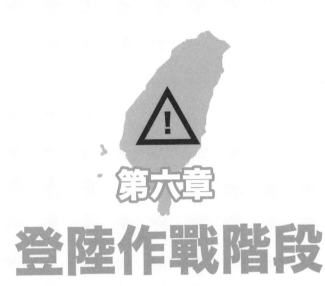

第六章

登陸作戰階段

登陸作戰階段

· **持續時間**：根據共軍公開的軍演影片，每一次登陸作戰大致上短則半天，長則一天；然而登陸作戰可能不限一處，也不限一次，預計會進攻到成功登陸為止，目前無法預測持續時間。

· **主要戰鬥區域**：海岸線向內陸延伸5～10公里的範圍。

· **平民準則**：盡快撤離到安全區、往中央山脈方向疏散。

登陸作戰階段一旦開始，就意味著我方制空及制海權爭奪都以失敗告終，不論從空中、海面，或是海底都無法阻止敵人的船團登陸。戰鬥將可能發生在灘岸，也就是敵軍的登陸船團可能會出現在台灣本島任何可以登陸的海灘。

在這個階段，敵方為了降低登陸的風險，會開始加強對地面目標的打擊範圍與火力，盡可能削弱我方防禦部隊的作戰能力。因此，與之前的空襲階段不同，此階段平民的損失會開始急遽增加，這也是平民死傷風險最高的階段之一。身處高危險區的平民只能離開避難，請不要賭轟炸是否會結束。

由於登陸作戰必須有合適的地理環境條件，根據軍方分析，敵軍選擇登陸地段會是「海域開闊、近岸水深、灘岸較短、灘底較硬、無礁石與陡崖，灘頭容量較大，便於各種艦艇展開機動，並向登陸地區縱深攻擊、擴大與鞏固登陸場[*1]，

---

*1　蔡和順，〈共軍師登陸作戰之研究〉，《陸軍學術雙月刊》第五十卷第537期，2014年10月，頁74。

敵軍登陸地段選擇

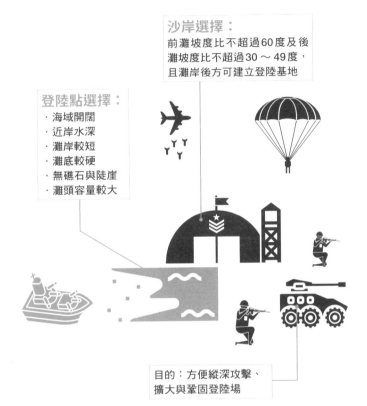

沙岸選擇：
前灘坡度比不超過60度及後灘坡度比不超過30～49度，且灘岸後方可建立登陸基地

登陸點選擇：
· 海域開闊
· 近岸水深
· 灘岸較短
· 灘底較硬
· 無礁石與陡崖
· 灘頭容量較大

目的：方便縱深攻擊、擴大與鞏固登陸場

▲敵軍為了登陸，會開始大量打擊地面目標，平民在這個階段的死傷將大為增加。

本圖圖中文字根據蔡和順〈共軍師登陸作戰之研究〉*1、簡一建〈共軍「兩棲作戰能力」發展之研析〉*3文中資料整理而成。

亦選在沙岸前灘坡度比[*2]不超過60度及後灘坡度比不超過30～49度,且灘岸後方可建立登陸基地,以滿足登陸部隊實施多方面快速突擊登陸需要。」[*3]

2019年10月17日美國《外交政策》雜誌[*4]一篇報導中,根據易思安《中共攻台大解密》[*5]書中引用吳奇諭2015年發表於《陸軍學術工兵半年刊》的〈工兵部隊執行激浪區布雷作業之研究〉[*6]文中資料,描繪出敵軍可能的登陸地點如右頁圖。

到了登陸作戰階段,雙方攻防的程度加劇,戰爭會從空中與海面擴大到陸地,這時平民會因為砲火的爆炸與火光,開始感受到戰爭逼近的壓迫感。周遭的軍事警戒與管制將迅速提升,人車移動利用道路的可行性降低,部分地區會進行管制與封鎖,以利軍事裝備、人員以及物資的進出。

如果你所處的位置是可能的登陸區,請遵循軍警、民防人員避難指示,或配合要求撤出危險區域,前往後方。

[*2]　坡度比:指坡面的垂直高度和水平寬度的比值,數值越高則越陡。

[*3]　簡一建,〈共軍「兩棲作戰能力」發展之研析〉,《陸軍學術雙月刊》第五十三卷第556期,2017年12月,頁72。

[*4]　James R. Holmes, "Taiwan Needs a Maoist Military", *Foreign Policy*, 2019/10/17, https://foreignpolicy.com/2019/10/17/taiwan-maoist-military-china-navy-south-china-sea/

[*5]　易思安(Ian Easton),《中共攻台大解密》(*The Chinese Invasion Threat*),遠流出版,2018年1月,頁184。

[*6]　吳奇諭,〈工兵部隊執行激浪區布雷作業之研究〉,《陸軍學術工兵半年刊》147期,2015年10月,頁95-119。https://tpl.ncl.edu.tw/NclService/JournalContentDetail?SysId=A2021133540

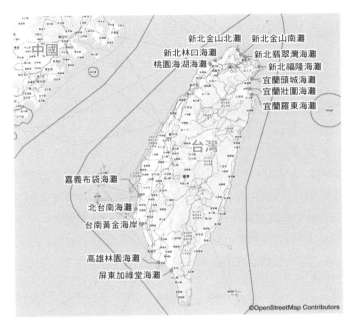

新北金山北灘　新北金山南灘
新北林口海灘
桃園海湖海灘
新北翡翠灣海灘
新北福隆海灘
宜蘭頭城海灘
宜蘭壯圍海灘
宜蘭羅東海灘
中國
台灣
嘉義布袋海灘
北台南海灘
台南黃金海岸
高雄林園海灘
屏東加祿堂海灘
©OpenStreetMap Contributors

▲共軍可能登陸地點。

此圖根據《外交政策》雜誌與易思安《中共攻台大解密》引用吳奇諭〈工兵部隊執行激浪區布雷作業之研究〉文中資料重新繪製。

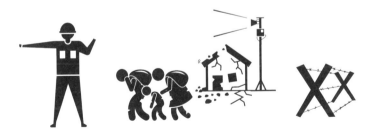

▲住在登陸交戰區附近的居民，強烈建議要配合軍警撤離，不要賭自己能撐過戰鬥結束，否則將承受極度猛烈的交火。

6.1 避免留在交戰區

登陸階段意味著我方已經失去空中優勢,以及對台灣周邊海域的掌控能力,因此對方可以選擇在任何他們認為有利的地點登陸。由於台灣四面環海,因此所有能被用來接近乃至登陸的海岸與港口,都可能成為戰爭的前線。

在這個階段,雙方登陸/反登陸作戰的可能交戰區域,會集中在台灣東、西部沿海地帶,軍事行動爭奪的灘岸範圍可能從幾公里延伸至幾十公里,對平民而言,**危險區域可能是海岸線向內陸延伸5～10公里的範圍**,如果沒有撤出,在這個範圍內的平民首先會遭遇敵方為削弱防禦能力而發動的大規模空襲與砲擊,然後是雙方近距離交火與戰鬥。

距海岸
<10公里

不安全

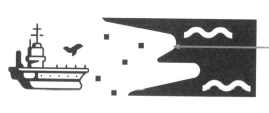

▲距離危險海岸線5～10公里內的平民,
最好能往中央山脈的方向撤離。

　　如果你的居住處所、緊急避難或長期避難所不幸位於這個範圍內，可能會承受較高的戰爭損害風險，最好的預防方式就是盡量在雙方爭奪灘岸階段前撤離，並且避免在爆發戰鬥後進入這片區域。

　　如果你與家人來不及提前撤離，或是沒有接收到撤離引導與指示，一旦登陸行動開始、戰火逼近時，你就要把握最後機會向後方撤離。登陸作戰階段時，敵人會從海岸的方向由遠而近、由灘岸向內陸進攻，因此你可以透過耳朵簡單定位砲擊或是空襲的爆炸方位，然後盡量朝相反的方向移動。此時可能因為沒有開闊的視野，所以無法用目視的方式來辨識附近哪些區域是危險或是安全的。

盡量朝著中央山脈的方向移動，就不會有錯。

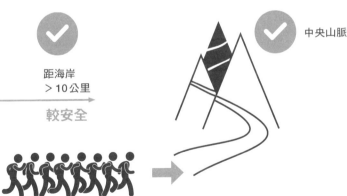

中央山脈

距海岸
＞10公里

較安全

6.2 建物被炸毀，陷在瓦礫堆...

轟炸是整個戰爭歷程中會持續發生的攻擊型態，以烏俄戰爭為例，雙方從開戰到一年後依然不斷互相轟炸。萬一你因為出入口被炸毀而受困在建築物裡，第一時間要盡量取得飲用水，在獲救之前，這些水是你與家人生存下來最重要的關鍵。為了避免因脫水而喪命，你應該依據最低需求來適當地分配手上僅存的飲水，盡可能撐到救援抵達。

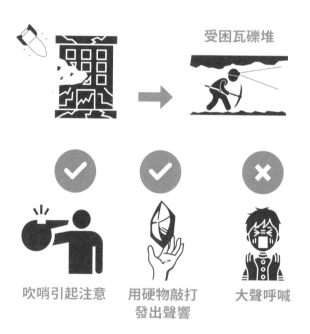

受困瓦礫堆

吹哨引起注意　　用硬物敲打發出聲響　　大聲呼喊

▲受困瓦礫堆時，該做和不該做的事情。

　　如果你所在的建物不幸被炸毀，你與家人陷在瓦礫堆裡，此時千萬不要做大聲呼救這類消耗體力和水分的事情，你應該拿出腰包裡的哨子吹響求救。如果找不到哨子，就用身邊可以敲打的硬物發出聲響，吸引他人注意。

6.3 保護家人

　　對於大多數人來說，登陸作戰階段持續轟鳴的爆炸聲和遠處不斷傳來的槍聲，都很容易使人精神崩潰。這時你應該盡量待在家人旁邊，安撫他們，保護他們。基於你在閱讀本書後對戰爭的基本理解，向他們解釋這個過程會發生的事情，以及下一個階段可能的變化。

　　人類最大的恐懼來自於未知，因此提前讓家人知道戰爭的變化方式，是穩定心理最好的方法。

　　美國海軍陸戰隊將軍維克多．哈羅德．克魯拉克（Victor Harold Krulak）在他著名的《First to Fight: An Inside View of the U.S. Marine Corps》一書中這樣寫道：

　　「1935 年，我曾經詢問一位受人尊敬的資深中士，海軍陸戰隊是如何贏得世界上最優秀部隊之一的聲譽？

　　『很簡單，中尉，』中士回答我說，『首先你必須經常告訴每個士兵他們有多棒，這樣他們很快就會相信自己真的很棒。在那之後，他們會主動做自己該做的事情，來證明自己所相信的觀點是對的。』」

　　同樣地，**你必須經常告訴家人，你已經為他們做了最好的**

準備，你對戰爭的知識和自信的態度，是穩定家人情緒最好的工具。除此之外，你在這個階段能做的事情十分有限。我們無法預測這個階段會持續多久，也無法知道戰鬥的範圍會有多大，因此能不能安全度過這個階段，完全取決於你在戰爭之前所做的一切準備，以及家人們是否能配合你的期望。

　　如果我們不能拒絕戰爭，那就要讓自己與家人做好準備。

　　最後，沒有一場戰爭是永久的，安靜、耐心等待，艱苦的時間一定會過去。

穩定家人情緒的方法

告知家人現況及注意事項

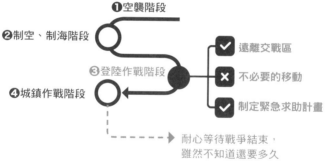

❶空襲階段
❷制空、制海階段
❸登陸作戰階段
❹城鎮作戰階段

- ☑ 遠離交戰區
- ☒ 不必要的移動
- ☑ 制定緊急求助計畫

耐心等待戰爭結束，
雖然不知道還要多久

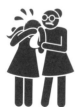

▲如果家人感到恐慌，你應該盡量安撫，並提前告知需要注意的事項，來穩定家人的情緒。

6.4 如果戰爭期間嚴重失血

在戰爭期間，平民可能會遭碎片擊中而導致大量出血。人體超過20% 的失血量可能導致休克，超過三分之一則可能死亡。止血帶僅適用於四肢大出血。若出血部位在四肢，且傷口過大或大動脈出血無法直接壓迫止血，或戰爭中砲彈破片穿透四肢、斷腿、斷臂時，應使用止血帶。

然而，止血帶並非萬能。它的主要目的是在第一時間止住重傷出血，降低死亡率，之後仍需盡快就醫才能保命。因此，在止血的同時，請旁人呼救並撥打119求助；若通訊中斷，則需盡快呼救或吹哨子尋求專業人員協助。初步止血後，需轉送傷患至醫院或緊急醫療站。

【注意】使用止血帶是一項專業的技能。然而，在戰爭期間，瞭解如何使用止血帶以及正確的止血方法，可能是保護生命的關鍵。建議提前報名相關的止血急救課程，以備不時之需。

6.5 緊急求助ＳＯＳ信號

如果在這個階段你需要緊急援助，由於醫療資源大多會優先用於搶救前線受傷的士兵，因此你必須要有心理準備，一般平民如果受傷，可能會需要等待很長一段時間，甚至可能無法獲得醫療援助。

需要緊急醫療時，請取出事先準備好的急救包，如果你受

過急救訓練，那麼現在就是利用這些工具拯救生命的最佳時刻。如果不懂如何使用這些工具，你就需要尋求外界的支援。

你的援助多半只能來自周邊一同避難的人群，或是能聯繫上的親友，因此事前建立緊急聯繫的管道非常重要。這樣的聯絡管道可能純粹依賴自己的雙腿，行走到有救援的地方；如果你與對方的距離太遠，無法步行或呼喊求救，則可以與對方約定好利用無線電聯繫，或是用能引起注意的燈光、哨音、聲響，打SOS暗號求救。在沒有安全威脅的情況下，你可以根據你與對方的距離遠近，選擇最便利的溝通方式。

國際通用的求救信號是SOS，不論是你自己有需要，或是接收到周邊有人發出以下的摩斯電碼信號，都表示有人需要救援：「···」、「——」、「···」（SOS求救信號由3個急促且短，3個持續而長，結尾是3個同樣急促且短的信號組成。）

你可以利用燈光的明滅閃爍、聲響的長短節奏，以及任何可以產生這種信號模式的工具，讓外界知道你急需幫助。當你辨識出有人發出這類信號的時候，在周遭環境是安全的情況下，你也可以趕往該處提供援助。

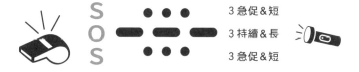

S O S
3 急促＆短
3 持續＆長
3 急促＆短

▲如果遭遇危險，你可以發出「三短三長三短」的國際SOS求救信號，即使看到的人不懂，也會注意到，說不定就能幫助你。

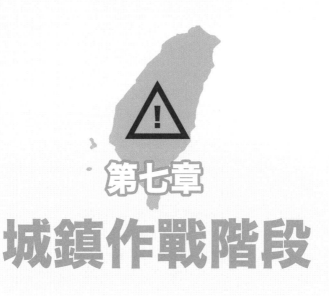

第七章

城鎮作戰階段

城鎮作戰階段

· **持續時間**：直至所有反抗力量被消滅為止。
· **主要攻擊形式**：以各式武器全面搶占鄉村、城鎮、城市。
· **平民準則**：務必在戰火未波及住所前，趕緊撤離避難；若身陷交戰區則避免不必要的移動。

當我們面臨城鎮戰時，就意味著登陸作戰通常已經結束，敵軍成功登陸上岸並持續向內陸深入，目標就是要搶占領土。只要我方仍持續抵抗，戰爭就會繼續下去，直至政府投降或是所有的反抗力量被消滅為止。

必須特別注意的是，台灣本島的沿海城鎮和人口稠密的都會區，大多距離海岸線不遠，**一旦登陸地點被突破，城鎮很快就會成為交戰區**（敵軍快則可能花費2～3小時就從登陸點進入西部沿海城市，6～8小時進入非沿海城市）。

在激烈的城鎮爭奪戰中，不論是居住在城鎮或在城鎮周邊避難的平民，都將無可避免地處於雙方的砲火之中，每一個路口或是轉角都可能遇到戰鬥。

這個階段對一般平民極具威脅性，因為街道上大量的斷垣殘壁會阻斷交通，人們還將缺乏水、電、食物等生活必需品的供應，惡劣的生活環境所造成的危機將不下於戰爭中的砲彈碎片與從空中四處呼嘯而過的子彈。

因此，在城鎮戰中求生存的第一條原則，就是別讓自己陷

入城鎮戰的場景裡，如果你住在西部沿海城鎮和人口稠密的大都會區，務必在戰火波及到你的住所之前，提前離開避難。如果你因為種種原因實在無法撤離，那麼這一章的內容或許可以提供些許的幫助，然後你就只能告訴自己必須堅強、勇敢，並祈禱能獲得好運。

【注意】不建議將長期避難所選定在西部沿海城鎮或人口密集的都市，是因為城鎮作戰期間，有大量的防禦軍隊需要物資，一座城市戰時人口越多，物資就越容易短缺，補給也越困難，在裡面生存的平民生活會相當艱困。

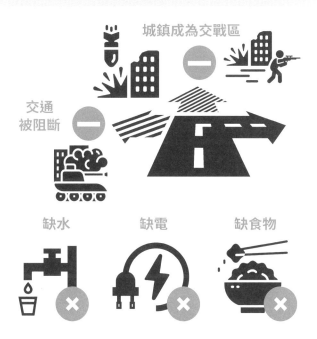

▲城鎮作戰階段，街道會出現大範圍的斷垣殘壁，缺水缺電的情況也會更加嚴重。

7.1 延長物資保存期限

不論是事先準備的物資，還是後續收集或交換而來的食物，為了確保這些珍貴的食物不致腐壞，我們可以妥善利用環境、食鹽與糖，盡可能延長這些食物的保存期限。

低溫且乾燥的環境比較適合保存食物，因為細菌或黴菌的生長都喜愛潮濕、高溫的環境，因此你應該將食物保存在避難所中較通風、陰涼的位置，避免陽光直接曝晒，以便延長食物的保存期限。

如果想要延長生鮮食物的保存期限，可以利用食鹽和砂糖將食材醃漬起來。若能事先學會醃製食物的方法，對於戰爭時期食材的保存會有很大的幫助。

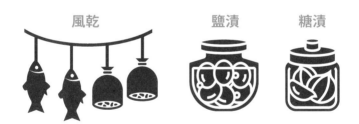

▲極度缺乏食材的情況下，應該盡量以風乾或醃漬的方式保存食物。

7.2 白天不要外出移動

台灣地形狹長，腹地窄淺。以嘉義地區為例，從沿岸的東石鄉出發到中央山脈山腳下的番路鄉，距離只有47公里。要保衛這麼淺的縱深，國軍就只能集中部隊，在每一個村落或每一處重要的戰術位置與敵方進行激烈的爭奪，因為失去一座村莊就意味著失去縱深。

如果敵人已經進入沿海城鎮，這時敵軍包圍有可能來自各個方向，戰場上已經沒有前方與後方之分，困在交戰區的平民無法根據爆炸聲響判斷要往哪一個方向撤退，應該留在原地，不宜移動。如果此時你正在外面移動，很可能會被砲火阻隔而無法回到避難所，如果車輛正行駛在道路上，更有可能被雙方誤認為目標而遭受攻擊。因此，如果你位在交戰區，就一定要避免不必要的移動與交通。

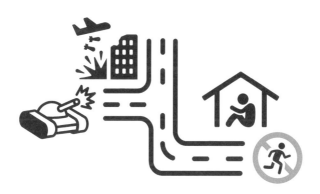

▲ 交戰區的每一個路口或是轉角都可能發生戰鬥，因此附近居民一定要避免外出。

▎尋找掩蔽、不要移動

交戰區就表示該區域將出現密集的火力交織，**所有會移動的物體都可能成為每一方的攻擊目標**，如果你不幸此刻在戶外，唯一的辦法就是躲在堅固的掩蔽物後方（建議選擇鋼筋混凝土牆，不能躲在汽車後方，車殼會被子彈貫穿），等待雙方交火結束；如果附近空曠沒有掩蔽物，就趕緊頭朝交戰方向（才能隨時觀察戰況）、盡量臥倒伏低，減少身體暴露在交火現場中的面積。等待砲火稍停息的時候，可以留在原地搖動白布或白毛巾，表示此處是平民。

如果你的住家附近發生槍戰，無論是否有人受傷，都不要跑到外面觀看。如果有人受傷、需要醫療協助，最好在窗戶上張貼寫有「我需要醫生」字樣的床單或是白布條。一旦交戰結束後，勝利那一方的軍隊就會派出醫療人員幫助你。

【注意】登陸作戰階段的交戰區是有方向性的，一般會由海岸向內陸地區推進，因此戰場有明顯的前線與後方之分，即使已經聽到槍聲，只要距離2公里以上，你仍然可以小心翼翼帶著家人往後方（即往中央山脈的方向）撤離。

然而，城鎮戰的交戰區一般是處於「被包圍」的態勢，已經無法區分哪一個方向是前線或是後方，平民此時不應考慮撤退，而應避免外出。

7.3 避難所位在交戰區怎麼辦？

如果戰事推進到你的避難所附近，使得你和家人身陷雙方交火的戰場時，你該怎麼做？以下條列出一些情況，請務必充分理解並牢記這些重要的生存守則：

❶ 遠離窗戶

如果你聽到槍響很大聲，請緊閉門窗，千萬不要將頭露出窗戶，因為你可能會被誤認為砲兵觀測員或是狙擊手，第一時間就遭到各種不同武器射擊。不要從窗戶探頭拍攝爆炸和槍戰的場面，如果真的想要拍攝或記錄，請蹲坐下來，以高舉手、不露出頭部的姿勢拍攝。

孩子在聽到槍聲時，可能會好奇而下意識靠近窗戶，這是非常危險的事情。請告訴孩子，即使交戰處距離自家或避難所很遠，步槍的子彈依然能迅速飛過半公里的距離擊中窗邊的人，因此絕對不要靠近窗戶。

❷ 不要離開軍隊

如果你所在的地區駐有軍隊，不論是敵方還是我方軍隊，都請聽從他們的指示不要猶豫，不要對軍人無禮，不要抗拒軍隊的命令。因為不論是哪一方的軍隊，都必須維持紀律，這將使你與家人可以得到一定的安全保護，不須獨自面對戰場上各種來路不明陌生人的武器與威脅。如果你與家人身陷交戰區，任何手上有武器的人都會對你們的生命造成威脅，所以請接受軍隊提供的保護。

戰火中的生存守則

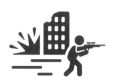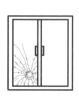

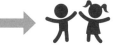
遠離窗戶

▲交戰期間絕對不要讓孩童和家人靠近窗戶，
也不要在窗邊拍攝槍戰場面。

 證明身分

慢慢拿出
身分證

▲隨身攜帶身分證件，在遭遇軍人盤查時，
才能證明自己是平民、沒有威脅。

 對外求救

 不撿武器

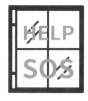

HELP
SOS

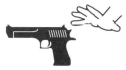

▲交戰期間如果有人受傷，可以在窗戶
上貼求救訊號，交戰結束，軍方會派
出醫療人員協助。

▲在戰場上，平民絕對
不要撿起武器。

❸ 聽從所在地區管理人員的指示

透過收音機接收你所在城市管理人員的指示。如果他們要求你撤離，你就撤離；他們說疏散到地下室或防空洞，就趕快去。同時要與鄰居保持聯繫。

❹ 隨身攜帶身分證件

戰場中任何一方都會派出許多滲透人員來蒐集對方的情報，為了證明自己是平民、避免被誤會，最好隨身攜帶能證明身分的文件，才能盡量避免被任何一方扣留、審訊或限制行動。其他重要文件和貴重物品也要統一放在一個單獨且牢靠的袋子中，以防散落甚至遺失。

❺ 不要拿起武器

如果你不打算作戰，請不要拿起武器，因為你無法證明這是你撿到的，還是你持有的，反而增加被審訊、扣留的風險。

❻ 預備撤離方案

身陷戰場時要冷靜和克制，盡量讓身旁的家人心情平靜下來，並且再次確認從所在建築物撤離的可能方式。如果大樓內部的主要通道被切斷，最好先想好一個明確、可執行的預備方案，因為在危急情況下，你可能沒有時間思考。

當雙方交戰結束、確定屋外沒有槍擊聲後，你仍然要非常謹慎，不要在工兵檢查完畢之前，敲擊或拆除任何奇怪的物品，否則可能誤觸未爆彈而造成生命危險。戰場上充斥各種

不同形狀與數量的反坦克地雷或人員殺傷地雷（anti-personnel mines，又稱反步兵地雷、AP地雷），如果沒有經過專業訓練，請不要輕易嘗試移動或解除這類爆炸裝置。此外，也不要特地尋找地上的彈頭或砲彈飛濺的彈片，當作紀念品。

7.4 遇到軍人、軍隊怎麼做？

　　戰場環境充滿緊張，不論是哪一方的軍隊都會竭力搜尋他們認為可能造成危害的目標，你與家人在戰場上應該避免以下舉動，因為這些行動很容易會被誤解為敵軍，甚至被視為攻擊目標：

❶ 避免插入任何一支軍隊的行進行列中。

❷ 避免從部隊陣地的前方經過，一支處於高度警戒的部隊，有可能因為緊張而錯把你當成攻擊目標。

❸ 遇到軍人阻攔或警告喊話時，先將雙手舉起來，離開口袋或是背包，避免對方懷疑你要拿取武器，然後聽從對方的指示。如果你身邊有兒童，請大聲告訴對方此處有兒童，這可以降低對方使用暴力的欲望（不一定能生效，但為了保護兒童，還是要事先告知）。

❹ 避免穿著迷彩服或是任何看起來像是野戰服的服裝，在視野不清楚的情況下，你可能會被當成敵對人員。

❺ 夜間請避免使用手電筒照射任何一支軍隊的位置，這會被視為偵察行動，並可能遭到火力還擊。

會被誤認為敵人的危險舉動

 插入軍隊行進行列

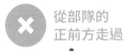 從部隊的
正前方走過

 被軍人喊住時，
雙手沒有離開
口袋和背包

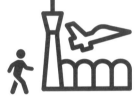

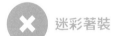 迷彩著裝

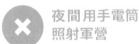 夜間用手電筒
照射軍營

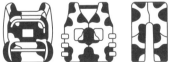

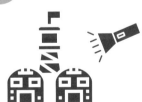

如果遭到軍隊搶劫

軍隊一般來說要比其他有組織的武力團體有紀律，但是一支潰敗四散的軍隊，有可能因為失去有效的軍紀控制，而變得非常危險（不論是敵軍還是我方軍隊）。他們擁有各式輕、重武器，可以輕易造成巨大而且具毀滅性的破壞，因此能夠非常有自信地掠奪所有想要的物資，要脅年輕力壯的男女為他們服務（包括性服務）。

如果真的不幸遇到這種情況，你也只能提供對方想要的東西，試圖抵抗可能會危及生命安全。記住，在戰爭中我們的目標只有一個，就是讓自己和家人生存下來，保命最重要，所有的妥協都是形勢所迫，沒有人有權責怪你放棄堅持，最重要的是不要讓掠奪者產生「必須」殺掉你的想法。

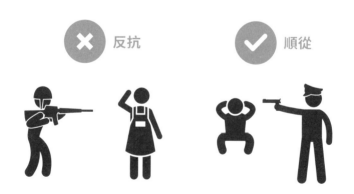

▲戰場上平民的終極目標是「生存」，別反抗、別激怒有武力的軍人。

7.5 遇到無人機怎麼辦？

　　考慮到現代戰爭中無人機的偵察應用越來越普及，當你在戰場上遇到無人機在上空盤旋時，表示交戰中的一方或雙方都注意到你所在的位置，你可以朝無人機揮動白色布條，或是在窗戶懸掛白色布條，以口紅或其他顏料書寫「此處有老人」或「裡面有小孩」等字眼，讓對方知道這裡是一處供平民避難的位置。

　　如果需要援助或是醫療幫助，你可以預先用醒目顏色在白色床單或衣物布條寫上「需要幫助」、「需要醫生」、「HELP」或是「SOS」。通常在城鎮作戰中，戰勝的一方會清理戰場、搜查自己控制範圍內的房屋，當他們看到你的求救信號時，就會提供援助。

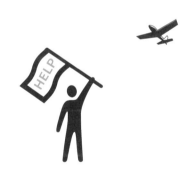

▲ 向無人機揮舞白色布條或求救信號，可以讓軍方知道你是平民，沒有任何敵意。

7.6 身陷戰火之中怎麼辦？

如果你不幸置身戰場，請記住戰場傷亡90%是由砲彈破片造成的，而不是步槍的子彈。即使是像鋼珠筆尖大小般的砲彈破片，在擊中人體後也能造成非常嚴重的傷害，如果四肢被彈片或破片貫穿，造成的大量失血更可能讓人喪命。

因此，遭遇砲擊時千萬不要隨意站立或移動位置，必須馬上臥倒或躲在可以遮蔽身體的堅固物體，如矮牆、背向爆炸地點的任何建築物後方。這將大幅降低你遭到砲彈破片擊中的危險。

不論是破片或是步槍子彈，都是以超音速的速度飛行，我們不一定能聽到砲彈或破片破空而來的聲音，因此要格外注意是否聽到破片造成的快速而且清脆的硬物碰撞聲（類似小石頭敲打堅硬地面的聲音），而不要等到遠處傳來爆炸或槍聲時才反應。

一旦聽到槍聲或爆炸聲結束，你可以揮舞白布條，表示自己是平民並無敵意。

槍戰中救援傷患的注意事項

如果你在戰場上看到有人倒地呼救，請先觀察並確定他是否還有意識，如果他還有意識，則必須先遠遠地詢問他附近是否有狙擊手。因為在戰場中，有些狙擊手會故意射傷目標，等待其他人援救受傷目標時，繼續射擊救援的人。

如果傷者沒有意識，也無法確認附近是否有狙擊手時，你

協助傷患前，確認有無狙擊手的流程

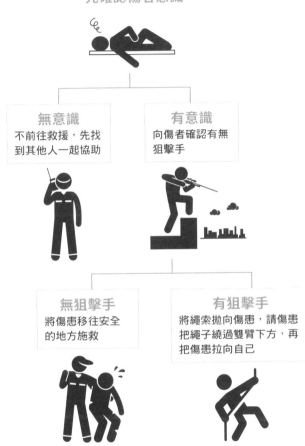

先確認傷者意識

無意識
不前往救援，先找到其他人一起協助

有意識
向傷者確認有無狙擊手

無狙擊手
將傷患移往安全的地方施救

有狙擊手
將繩索拋向傷患，請傷患把繩子繞過雙臂下方，再把傷患拉向自己

▲發現有人在槍戰中受傷時，務必先確認附近是否有狙擊手，以免在救助的過程中遭到攻擊。

不應該獨自魯莽的靠近傷者，必須先找到其他人一起協助救援，避免自己萬一中彈，沒有人能救你。

如果已知有狙擊手正在觀察，你不應該馬上靠近受傷者，而是拿出繩索拋向待救的人，請他將繩索穿過自己上半身雙臂下方或是背包上的Ｄ型環，以牽引的方式將傷者拖至安全區域後再行施救。

這時候不能指望幫傷員打求救電話能得到專業的醫療支援，因為電話或救護系統可能無法運作，你應該盡量為他提供力所能及的緊急醫療護理，並且將他轉移到安全的地方。

戰爭中除了人道救援外，有些風險是不得不考慮的。

🄷.🄷 安全投降的基本知識

在戰場上，任何朝著你移動的軍隊都可能將你誤認為攻擊目標，請盡量在他們進入目視範圍朝你開火之前，盡可能降低你的風險：

❶未受過訓練的平民最好不要持有武器；如果你持有武器，請卸下槍枝的彈匣放下武器；

❷高舉雙手；

❸大聲表示你沒有敵意；

❹投降時請保持姿勢，不要移動位置；

❺讓對方靠近你，而不是你靠近對方（指交戰的任何一方）；

❻在執行上述動作時請放慢動作，並且與對方保持眼神接觸。

❼ 在執行所有動作前,都先**口頭預告**對方,待對方同意後,再由對方決定由他來執行,還是由你來行動。

之所以強調動作一定要緩慢,是因為接受你投降的士兵雖然端著槍,但是他可能跟你一樣緊張,因此一定要避免任何可能引起雙方誤會的動作。特別是**舉起雙手時,要盡量張開十指,讓對方看到你的手掌是空的**,否則對方可能會懷疑你的手裡握有引爆器或是拉著引爆繩,打算引爆炸彈背心或其他爆炸物,與接受投降的軍隊同歸於盡。在中東地區的戰爭中,這是聖戰士假裝投降時經常使用的手法。上述這些動作無法保證對方不開槍,但是能降低對方因為疑慮而開槍的可能性。

在對方接受你的投降之後,告訴對方你的身分證明文件放置的位置(背包、衣服口袋),讓對方搜查,不要在對方尚未同意前就自己先行拿取,因為你的手如果伸進背包或口袋,對方可能會以為你要掏出武器。

最後,請告知對方你為何會出現在這裡。

如果你需要醫療支援或後送到安全地區,請有禮貌地請求對方協助。

如果你是平民,在戰場上你就受到《日內瓦公約》的保護,儘管對方不一定會遵守,但你有權利嘗試告知對方這個公約禁止一切針對平民的攻擊。如果你想更了解《日內瓦公約》,可以掃描右側條碼觀看英文全文。

《日內瓦公約》
全文

Q&A 如果被俘虜了，怎麼辦？

如果你不幸被俘虜，請完全遵照對方的指令，不要試圖抵抗，激怒對方可能會帶來極大的生命危險，特別是有些新兵第一次俘虜平民時，會非常緊張，任何挑起情緒的行為都可能導致他下意識開槍。

如果你是因為嚴重缺乏物資，而自願被俘虜，以求獲得敵軍的食物或物資救助，請不要覺得被俘虜是一件令人羞恥的事情。畢竟戰爭不是你願意發生的，也不是你引起的，坦然接受困境並努力找機會活下去，這才是最重要的目標。

第八章

終戰

隨著登陸以及城鎮戰事的發展，戰火會迅速蔓延到距離平民很近的地方，我們可以透過無線電或收音機的廣播，知道有哪些戰鬥我們打贏了，又有哪些城市陷落了，這個過程可能很快，也有可能會拖延幾個月，甚至幾年。沒有人能事先預測最終戰爭會消耗多少時間，或帶走多少生命。

所有的戰爭都會結束，不論過程遭遇了多少艱辛與挑戰，只要你與家人安然度過「戰爭」這場巨大災難中最危險的階段，接下來的重點就是如何安全返家、重建家園。

8.1 別放鬆，維持警戒狀態！

在整個戰爭的過程中，你與家人可能待在一個或是數個不同的避難所，當得知終戰消息、獲知和平即將到來時，你應該要繼續維持原本的謹慎與警戒狀態，時時注意周遭的變化，切莫因此放鬆警覺。

在離開避難所之前，依然要注意用火的安全，也要注意周遭是否有爆裂物或其他不明物體，同樣要再次提醒年幼的兒童不要觸碰可疑的物品，尤其是當大人們喜悅的心情感染到兒童時，孩子往往會比大人更快放鬆警覺、好奇心大增，甚至開始探索避難所周邊的環境，這時候他們碰觸詭雷或其他爆裂物的機會反而更大。

從你離開避難所，直至回到安全的地方為止，都要一直保持警戒。

確認品項、數量　　　　身分證　　　財產證明文件
與清單相符

 ＝ 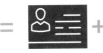 ＋ ＋

▲ 終戰消息發布後，首先要檢查各式身分、財產證明文件是否齊備，
其餘物資不要丟棄，帶回安全的處所繼續使用。

8.2 用檢查卡核對證件＆物資

　　一旦戰爭結束，人們都會希望盡快返回原本的家園，你應
該也是如此。在獲知終戰的消息之後，你就必須開始整理戰
爭初期攜帶的物資、身分證件以及財務文件，這些物品在往
後一段很長的時間裡，都會是你恢復權益以及開始新生活的
依據。

　　身分證件以及財產證明、隨身攜帶的財物是首先要檢查的
重點，其餘物資可以根據本書所附摺頁的檢查卡來核對，確
保沒有任何遺漏，除了戰爭期間因為交換和日常消耗掉的物
資外，其餘物資的品項和數量應該要與你帶來時的一致。

　　在避難所未用完的物資，請勿直接丟棄，因為重返家園後，
城市可能因為嚴重的破壞，需要很長一段時間才能恢復生活
機能。在這段過渡時期，避難時剩餘的物資可以幫助你與家
人度過返家後最辛苦的初期生活。

8.3 回到家，先檢查周遭環境

當你回到原本居住的地方，你必須先檢查周邊的環境，而不要直接進入居所。因為每一棟建築物在戰爭中遭受的損害可能各有不同，除了建築本身結構上的破壞外，遺留在建築物中的未爆彈或任何彈藥，都可能對人造成嚴重的傷害。

如果在建築物周邊或是內部發現陌生或不明的物體，請不要碰觸，盡快通知警方的爆裂物處理小組或工兵處理。

在排除未爆彈或爆裂物後，還必須觀察建築物的主體，確認房屋或大樓的屋況安全後，才能讓家人進入。有些建築物可能毀損得十分嚴重，你要特別注意房屋的結構是否足夠穩

終戰後返家檢查事項

❶檢查住家附近有沒有未爆彈

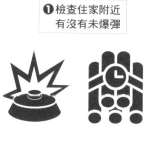

❷檢查梁柱結構

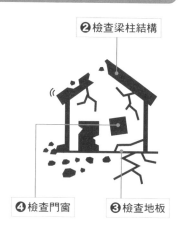

❹檢查門窗　　❸檢查地板

固，這通常可以透過目視觀察梁柱，或是踩踏地板發出的震動、門窗搖晃程度等徵兆來判斷。

一旦確定住所安全無虞，你與家人的戰爭生活就算是結束了。接下來就是收拾損壞家具，等待水、電供應。不論戰爭的結果如何，最終人們還是得要繼續生活下去。

8.4 面對心理創傷

即使戰爭已經結束，但在戰爭中經歷的巨大傷痛與折磨（包括身體及心靈）往往很難恢復，有些人甚至會帶著傷口走向人生盡頭。如何緩解這些心理壓力，可能是我們能否從戰爭中恢復正常生活的最大變數。

許多故事或電影都曾經描述過戰場帶來的心理創傷，例如1972年描述越戰的小說《第一滴血》（*First Blood*）和2008年以伊拉克戰爭為背景的電影《危機倒數》（The Hurt Locker），這些故事中的主角都因為沒有適時、適當治療「創傷後壓力症候群」（PTSD），而造成悲劇。

PTSD是人在遭逢重大變故後，因嚴重創傷而出現的精神疾患。人類社會每當遇到重大災難事故時，例如921大地震、八仙塵爆，以及梨泰院踩踏事件等，後續都會有部分相關經歷的民眾出現PTSD症狀，甚至包括救援者在內。

根據烏克蘭戰爭心理支援網站所提供的資料，大約有 8% 的男性和 20% 的女性在經歷過創傷事件後會患有創傷後壓

力症候群。[*1] 聯合國世界衛生組織也預估，烏克蘭可能有1/5的國民，將因烏俄戰爭產生憂鬱、精神分裂和PTSD等精神疾病[*2]。

平民如果曾在戰爭中流離失所、長期飢餓、失去親友、被俘虜，或甚至目睹了恐怖的戰爭場面，如猛烈爆炸、毆打、強姦、處決、屍體燒焦……都有可能出現PTSD症狀，但你不一定知道，或者可能不一定願意承認。

▎創傷後壓力症候群可能出現哪些症狀？

事實上，PTSD患者很容易否認與害怕面對創傷經驗，導致病症惡化、影響日常生活。如果你在戰爭後出現以下情況，而且持續時間超過一個月，代表你可能患上創傷後壓力症候群，例如：對周遭產生持續且沒有來由的恐懼感、恐慌發作導致呼吸變得淺而急促、胸痛；逃避回想造成創傷的場景，對事物感到麻木；無法停止反芻思考（或做噩夢反覆夢到）造成創傷的場景；時常哭泣、失去感到快樂的能力。

除此之外，有些人還可能會濫用酒精、香菸或藥物；開始疏離伴侶或親友；甚至產生自殺的念頭。

戰爭結束後，如果你觀察到自己或親友出現這些症狀，就必須有所警覺。

---

*1　"Psychological support during the war", https://dovidka.info/en/psychological-support-during-the-war

*2　"Scaling-up mental health and psychosocial services in war-affected regions: best practices from Ukraine", WHO, 16 December 2022

創傷後壓力症候群的日常緩解技巧

創傷後壓力症候群是一種可治療的疾病，不過本書無法提供醫療建議、診斷或治療，你必須尋求專業的家庭醫生、精神科醫生或心理健康專家評估後，進行心理治療和藥物治療。

在日常生活或搭乘交通工具時，若創傷後壓力症候群突然發作，你可以嘗試用一些簡易的方法暫時緩解，例如：運用「Here and Now（回到此時此刻）」的問答方式，問自己或身邊的人「我現在在哪裡？」「今天是幾年幾月幾號？」，這樣可以幫助你從經歷創傷的時空中抽離，重新回到現實。或者，你可以詳細描述目前所處的環境，例如：「這裡有淡藍色的牆壁、牆邊有一座書架……」然後，告訴自己或患者現在所處的地方很安全。此外，一些簡單的呼吸法也能協助PTSD患者舒緩恐懼和焦慮，例如「4-7-8抗壓呼吸法」。

最重要的一點是，不要對往事太過自責。因為戰爭中所有的遭遇都絕對不是你的錯。

有位參加過伊拉克戰爭的美國士兵曾說：「創傷後壓力症候群是戰爭中沒有彈孔的傷口。」這種精神疾病跟一般傷口一樣，都需要幫助和治療。

經歷過戰爭的人，往往無法百分之百回到戰爭前的狀態，戰爭的陰影以及過程中所遭受的折磨與創傷，會在每一個人的心中留下永遠無法磨滅的傷痕，差別是有些人可以在適當的治療之後回到正軌，順利迎接終戰後的生活；有些人靈魂中的一部分，卻可能會永遠留在那段恐怖而黑暗的時期，再

也回不來。我們要做的就是盡量幫助自己或這些人尋求醫療協助，擺脫這種噩夢般的遭遇。

　　世界上沒有恆久的戰爭，所有的戰爭都會結束，除非生命因為戰爭而消逝，否則我們都必須為終戰後重新生活而做好準備，而第一步就是從恢復心理健康開始。

尾聲

英國哲學家亞歷山大‧莫斯里在《A Philosophy of War》[*1]一書中寫道:「任何有關戰爭的哲學探討,都會涉及到四個基本問題:戰爭是什麼?導致戰爭的原因是什麼?人性與戰爭之間的關係是什麼?戰爭是否可能有道德正當性?」

戰爭本身就是人類文明活動的一部分,具備所有人類大型複雜活動的所有特徵,這裡面包含了政治、陰謀、利益、苦難以及毀滅。即使戰爭帶來如此大的破壞,人類漫長的歷史中還是週期性、不間斷地爆發各種不同的戰爭,而不論每場戰爭各自的理由是什麼,帶來的結果卻幾乎沒有什麼不同。

第一次世界大戰的結束,為第二次世界大戰的開始埋下了種子;第二次世界大戰的結束,則為韓戰與其他更多的戰爭拉開序幕。也因此,法國哲學家德尼‧狄德羅將戰爭描述為:「政治體系中,一種病態、暴力而痙攣的現象。」[*2]

全球最近的一場戰爭集體經驗,莫過於2022年2月24日爆發的俄羅斯-烏克蘭戰爭了。這場戰爭為我們揭櫫了現代戰爭在意識形態包裝下的各種光怪陸離狀態,在美其名為「混合戰爭」或是「認知作戰」的概念下,這可能是人類有史以來最難以理解或難以探查戰場真相的戰爭。

---

*1　Alexander Moseley, *A Philosophy of War*, Algora Publishing, 2002, ISBN-10：1892941945

*2　"(La guerre)……est une maladie convulsive et violente du corps politique;" - Denis Diderot

無論戰爭是以什麼名義開始，又或是以什麼理由繼續，對捲入這場戰爭的大多數平民來說，最終的狀態幾乎總是以相同的方式結束。

　　位於基輔或烏克蘭其他地區的大型軍人公墓，跟美國的阿靈頓國家公墓、俄羅斯軍人公墓一樣，都有著相同的元素：失去家人的哭聲，以及一雙雙不分國籍的空洞眼神……戰爭可能穿著不同的衣服、說著不同的語言，但是歌聲沒有絲毫的不同。

　　對我們來說，1949年時海峽兩岸曾經戰雲密布，中間歷經開放探親、兩岸人民大幅交流，那股戰爭的陰影與硝煙好像慢慢遠去，直到近幾年國際局勢發生巨大變化，隨著中國國力增長，美中衝突越來越劇烈，兩岸間的氛圍隨之緊張。這場大國競爭的規模是如此巨大，最終許多國家與地區都會被捲入這場行星等級的博弈之中，包括台灣。

　　如今的台灣已經成為民主與自由對抗世界威權主義擴張的第一線[*3]。我們正在準備面對戰爭，不論是為了避戰還是止戰。我不願意悲觀地看待下一代要面對的世界會是什麼模樣，但是只要我們這一代還是耽溺在被包裝的美好世界，而不願意理解戰爭的本質、面對戰爭的真實面容，那麼等待我們的，恐怕就是另一場發生在亞洲的俄烏戰爭。

　　到了那個時候，希望這本書會是你最好的朋友。

[*3]　2022年12月27日「強化全民國防兵力結構調整方案」記者會上，蔡英文總統說：「而台灣，就處在威權主義擴張的第一線，守在全球民主防線的最前線。備戰才能夠避戰，能戰才能止戰。」

後記

完成本書後，我的內心五味雜陳，這是一本我希望讀者永遠用不到的書，卻又擔心萬一真的發生戰爭時，許多人會因為沒有足夠的知識而陷於險境。

限於篇幅，本書只能盡可能羅列重點，希望讀者能依據每一章節的內容，去延伸閱讀其他更專業的求生技能，或是依據自己的需要去參加如緊急救護培訓、定向越野、野外求生訓練等專業課程，不僅可以自救，在戰爭時期也能幫助別人。

撰寫本書時，烏俄戰爭也正在進行，世界陷入了一場巨大的風暴，不論烏俄戰爭的結局如何，我希望台灣不會是下一個烏克蘭，我們這一代以及下一代都不必面對戰爭。然而，這個世界沒有絕對，我們還是必須為可能發生的危機做準備。

這段期間我必須從錄影、蒐集烏俄戰爭資訊，以及備課等許多繁雜事物中，抽空完成這本書，非常感謝瑩瑩社長、麗真總編以及瑾璇的耐心，如果不是她們的協助，這本書可能永遠也無法完成。

最後，我也要感謝許多認識以及不認識的朋友，因為你們在我的臉書上以及 YouTube 頻道上的支持，我們才能一起走到這裡。

1783 年，美國國父富蘭克林（Benjamin Franklin）在寫給當時英國皇家學會會長約瑟夫・班克斯（Joseph Banks）的一封信裡面說：「這個世界沒有好的戰爭，也沒有壞的和平。（There never was a good war or a bad peace.）」

我們不希望見到戰爭，因為沒有任何事物能夠彌補失去摯愛的哀傷，即使是勝利也無法彌補。

地球觀 79

戰爭下的平民生存手冊

懂這些，才能撐過黃金48小時
【關鍵時刻救你，也救家人】（附緊急避難檢查卡）

作　　者　邱世卿

野人文化股份有限公司
社　　長　張瑩瑩
總 編 輯　蔡麗真
責任編輯　陳瑾璇
協力編輯　余鎧瀚
專業校對　林昌榮
行銷經理　林麗紅
行銷企劃　李映柔
封面設計　周家瑤
內頁排版　洪素貞

出　　版　野人文化股份有限公司
發行平台　遠足文化事業股份有限公司（讀書共和國出版集團）
　　　　　地址：231 新北市新店區民權路 108-2 號 9 樓
　　　　　電話：（02）2218-1417 傳真：（02）8667-1065
　　　　　電子信箱：service@bookrep.com.tw
　　　　　網址：www.bookrep.com.tw
　　　　　郵撥帳號：19504465 遠足文化事業股份有限公司
　　　　　客服專線：0800-221-029
法律顧問　華洋法律事務所 蘇文生律師
印　　製　凱林彩印股份有限公司
初版首刷　2023 年 4 月
初版 5 刷　2024 年 1 月

有著作權侵害必究
特別聲明：有關本書中的言論內容，不代表本公司／出版集團之立
場與意見，文責由作者自行承擔。
歡迎團體訂購，另有優惠，請洽業務部（02）22181417 分機 1124

ISBN 978-986-384-864-6(平裝)
ISBN 978-986-384-865-3(PDF)
ISBN 978-986-384-866-0(EPUB)

地圖來源 © OpenStreetMap
All maps are authorized by OpenStreetMap.
插圖來源 © Noun Project Inc.
All icons are authorized by The Noun Project.

國家圖書館出版品預行編目（CIP）資料

戰爭下的平民生存手冊：懂這些，才能撐過
黃金 48 小時 (關鍵時刻救你，也救家人)/
邱世卿作 . -- 初版 . -- 新北市：野人文化股
份有限公司出版：遠足文化事業股份有限
公司發行 , 2023.04
面 ; 公分 . -- (地球觀 ; 79)
ISBN 978-986-384-864-6(平裝)

1.CST: 逃生與求生 2.CST: 求生術 3.CST: 手
冊

411.96026　　　　　　　　　112003785

野人文化
官方網頁

野人文化
讀者回函

戰爭下的
平民生存手冊

線上讀者回函專用
QR CODE，你的寶
貴意見，將是我們
進步的最大動力。